AF242287

LES CHEFS-D'ŒUVRES

DE MONSIEUR

DE SAUVAGES,

OU

RECUEIL

DE DISSERTATIONS

Qui ont remporté le prix dans différentes Académies, auxquelles on a joint la NOURRICE MARATRE du Chevalier LINNÉ.

Le tout corrigé, traduit ou commenté par M. J. E. G***. Médecin de Montpellier, aggrégé & Professeur de Botanique au Collège de Lyon, &c.

TOME SECOND.

A LAUSANNE. Et se

A LYON,

Chez V. REGUILLIAT, Libraire, Place de Louis - le - Grand.

M. DCC. LXX.

DISSERTATION

SUR LES

MEDICAMENTS

QUI AFFECTENT

CERTAINES PARTIES DU CORPS humain plutôt que d'autres ; & fur la caufe de cet effet ;

Qui a remporté le prix au jugement de l'Académie Royale des Belles-Lettres, Sciences & Arts de Bordeaux ,

Par Monfieur F. B. DE SAUVAGES, Confeiller-Médecin du Roi , Profeffeur de Médecine en l'Univerfité de Montpellier , des Sociétés Royales des Sciences de la même Ville , de celles de Londres , d'Upfal , & de l'Académie de Suede.

Tome II.

PLAN

DE LA DISSERTATION.

Définition des termes. . Nos. 1. 10.
Principes actifs & paffifs de l'action des Médicaments.

La Nature ou le Principe vital en eft un actif, & qui produit les plus grands effets. . . . . 10. 11.

L'impulfion ni la gravité des Médicaments ne font que pour peu chofe dans les Phénomenes qu'ils produifent. 13. 16.

La ftructure de nos folides, & la compofition de nos fluides font des principes purement paffifs de l'action des Médicaments; mais l'adhéfion ou force attractive de leurs molécules eft le feul principe de leurs vertus, ou des effets qu'ils produifent d'eux-mêmes, entant que Médicaments. . . . . 19. 20.

La Nature ou le princiee vital qui réfide dans le vivant, détermine les effets qui fuivent l'ufage des Médicaments, relativement à nos befoin & à la ftructure de nos organes, à notre force, à notre fenfibilité. . . . . 21. 34.

La ftructure de nos organes empêche certains Médicaments d'agir fur des par-

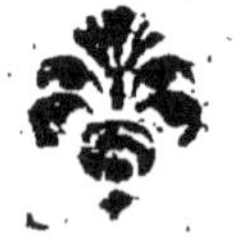

DISSERTATION

DISSERTATION

DANS LAQUELLE

On recherche s'il y a des Mé-dicaments qui affectent certaines parties du corps humain plutôt que d'autres; & quelle seroit la cause de cet effet.

§. I. ON appelle *Remede*, tout ce qui sert à rétablir la santé, ou à changer en mieux l'état de nos parties. Les uns agissent par leur *totalité*, ou relativement à la figure, grandeur, situation, connexion de leurs parties sensibles; tels sont ceux que la

Gymnastique, & sur-tout la Chirurgie nous fournissent, les Bistouris, les Troiquarts, Trépans, Tourniquets, & autres *instruments*. Les autres agissent par leurs parties insensibles & élémentaires, appellées *Molécules*, dont aucun sens ne peut distinguer séparément la figure, la situation, la grandeur : tels sont les *Médicaments* proprement dits, ou les secours que la diete, & sur-tout la Pharmacie, tant Galénique que Chymique, nous fournissent.

2. On explique l'action des remedes par deux sortes de principes, savoir, les méchaniques & les physiques. On appelle *Principes méchaniques* (*a*) la figure, la grandeur ou masse, le mouvement & la situation des corps, entant qu'on s'en sert pour expliquer immédiatement les propriétés de toutes les machines.

3. On donne le nom de *principes*

(*a*) Wolf Cosmolog. §. 237. *Principiorum mechanicorum & physicorum differentia.* Leibnitz, *Epistola ad Michelottum.*

physiques ; à un ou deux phénomenes généraux, dont on ne recherche point actuellement les caufes
méchaniques, mais dont on fe fert
pour rendre immédiatement raifon
de beaucoup d'autres phénomenes ;
ainfi la *gravité* & l'*adhéfton* font
pris pour des principes phyfiques, ou
principes d'expérience, comme parle
Mariotte, dont on fe fert fans erreur, pour expliquer bien des effets,
quoiqu'on puiffe ignorer la raifon
méchanique de ces principes.

4. Il y a une grande différence
à faire entre les corps dont on peut
expliquer immédiatement les *propriétés* (*b*) par les principes méchaniques : c'eft-à-dire, entre ceux qui
agiffent par leur totalité, & ceux
dont les *vertus* ne peuvent s'expliquer immédiatement que par les principes phyfiques. Les premiers, tels
que les inftruments de Chirurgie,
n'agiffent point par eux-mêmes ;

(*b*) **Wolf.** *Ibidem. Qualitates dicuntur me-
chanices quæ par mechanica, phyficæ quæ
per phyfica principia immediate explicantur.*

A 2

il faut que ce soient des forces étrangeres ou empruntées qui les mettent
en mouvement ; & alors leur action
est relative à leur figure, masse,
vîtesse & situation déterminée ; les
vertus de leurs parties insensibles
n'entrent pour rien dans cette action :
ainsi de quelque matiere dure que
soit fait un poinçon, & quelque
vertu médicamenteuse qu'aient l'ivoire, le bois & le métal dont il est
formé, il peut également servir à
percer, trouer, s'il est poussé avec
une force suffisante, de même une
ligature de soie, de lin, d'amian-
the, à raison de sa figure & de sa
connexion, peut également servir
à presser un bras, autour duquel
on la serre. On donne le nom de
méchaniques à ces *propriétés*.

5. Mais la *propriété physique* ou
la *vertu* des molécules insensibles
d'un corps, ne dépend point des
principes méchaniques du corps to-
tal : Quelle figure anguleuse ou
sphérique que l'on donne à une dose
d'opium, ce n'est point d'elle que
dépend sa vertu narcotique ; sa masse,

plus ou moins grande, pourra produire un plus grand ou un moindre effet, mais non un effet essentiellement différent ; la situation que ce bol aura dans l'estomac, la vîtesse avec laquelle il y sera conduit, n'y mettront pas plus de différence.

6. Il est bon d'observer, que presque tous les médicaments (c) ont des *propriétés mixtes*, ou méchaniques & physiques : ainsi une emplâtre appliquée à la poitrine, soutient & fortifie méchaniquement des côtes fracturées ; mais si la matiere dont elle est faite, est dissoluble, ou peut agir par ses molécules, comme si elle est astringente ou corrosive, elle agira en même-temps par des vertus physiques.

(c) Par *vertu* d'un médicament, j'entends la faculté d'agir qu'il tient de ses principes physiques ; telle est la vertu émolliente, astringente, échauffante. Par *propriété*, j'entends l'aptitude qu'a un corps à servir à certains usages ; aptitude provenante de la disposition de ses parties, & non d'une force qui lui soit intrinseque.

7. Après avoir marqué les limites qui distinguent les instruments d'avec les médicaments, & fait sentir leur différente façon d'agir, l'une claire & distincte, l'autre obscure & confuse pour nos sens, il sera aisé d'appliquer la même théorie aux aliments & aux poisons ; car leur maniere générale d'agir est la même : la différence, s'il y en a, n'est que du plus ou du moins, ou elle leur est étrangere. Un corps n'est médicament, qu'autant qu'il est appliqué à propos, ou qu'il y a opposition entre l'état de nos parties & celui où elles doivent être en santé, cu qu'elles doivent acquérir par l'application du remede. La vertu médicamenteuse d'un corps est donc toujours conditionnelle ; elle dépend de l'état des parties fluides ou solides de l'homme qui en use, & peut devenir nuisible ou venimeuse, si l'état de l'homme est sain : ainsi le Laudanum, qui est un médicament pour ceux dont les fibres du cerveau font trop tendues, parce qu'il les relâche, sera un poi-

fon pour ceux qui les ont trop relâ-
chées, parce qu'il en augmente le
relâchément : il n'y a que le
peuple qui puiſſe ſe figurer, que
les vertus des médicaments ſoient
abſolument ſalutaires. Il n'eſt aucun poiſon, qui, par l'uſage qu'on
peut en faire, ne puiſſe devenir
médicament, ni aucun médicament
qui ne puiſſe nuire, étant donné
mal à propos.

8. La différence entre les médicaments (d) & les aliments n'eſt
non plus eſſentielle quant à leur façon d'agir ; les uns & les autres
font des changements utiles, dans
notre machine, quand ils ſont don-

(d) Il ſuit de ce que nous avons dit,
qu'un médicament eſt un corps, qui, agiſ-
ſant par ſes parties inſenſibles, peut, s'il
eſt donné à propos, changer ſenſiblement
en mieux l'état de nos parties. On les di-
viſe en internes & en externes ; les uns &
les autres en altérants & évacuants; les altérants en corroborants, relâchants, irritants,
calmants, apéritifs, aſtringents, incraſſants,
atténuants, &c. Les évacuants en purga ifs,
émétiques, ſudorifiques, diurétiques, em-
ménagogues, ſaliyants, &c.

nés à propos (e) ; ils ne le font
qu'étant diffous ou divifés en leurs
molécules infenfibles ; mais les changements que produifent les médicaments, font plus fenfibles pour
l'ordinaire, que ceux que les aliments caufent : d'ailleurs les aliments ayant plus d'affinité avec nos
parties, les irritent moins, & y
font plus de féjour ; au lieu que
les médicaments, par leurs impreffions fouvent défagréables, les fati-

---

(e) C'eft une erreur bien générale que de
croire que tel médicament eft bon abfolument contre telle maladie, c'eft comme fi
on difoit qu'une lancette eft un excellent
remede contre la pleuréfie ; les médicaments & les inftruments peuvent faire autant
de mal étant appliqués mal-à-propos, qu'ils
peuvent faire du bien l'étant à propos, les
uns font des poifons comme les autres des
poignards entre les mains des ignorants.
Pulchrè fum gnarus, dit Boerhaave, *mihi,
dari quod ubique bonum, contra verò id quod
hac rerum facie falutare fuerat, mutatá con-
ditione perniciofum faepè deprehendi ; nefas
itaque putavi Medicaminum nomine haec ipfa
evulgari.*

guent, font plutôt mis dehors, &
ne fe changent guere en notre fubftance.

9. On dit qu'un médicament *affecte une partie*, quand étant pris
intérieurement, ou appliqué extérieurement, il excite un changement
marqué fur cette partie, ou fur les humeurs qui s'y féparent, quoique ce
ne foit pas fur elle qu'il ait été immédiatement appliqué; ainfi, s'il
arrive que des Cantharides prifes
par la bouche, excitent des ardeurs
d'urine, des piffements de fang,
des érections convulfives, on dit
que ce médicament affecte les voies
urinaires, vu qu'il ne produit point
ces effets dans les autres parties:
de même fi l'huile de tabac dans
une meche paffée à travers la cuif-
fe d'un chien, excite des vomiffe-
ments, on dit que cette huile affecte l'eftomac. Si l'opium pris par
la bouche, ou appliqué fur la peau,
eft fuivi d'affoupiffement, on dit
que l'opium affecte le cerveau.

10. Les médicaments agiffent,
non fur une machine pure, mais

sur une machine animée, c'est-à-
dire, dans laquelle réside un moteur (*f*) doué de sentiment & d'une
inclination qui le porte au bien sensible, ou l'éloigne du mal que le
même sentiment lui fait appercevoir. Ce moteur distingue l'homme
du cadavre ; & ainsi c'est à lui principalement qu'il faut rapporter les
effets qui suivent l'usage des médicaments appliqués aux corps vivants,
lesquels ne se trouvent pas dans les
cadavres, ni même dans les parties qui manquent de sentiment.
Nous appellerons ce moteur *la Natu-*
re dans le sens le plus reçu parmi
les Médecins anciens & modernes,
qui conviennent tous que c'est un prin-

(*f*) *Natura est principium motûs & quietis*
in corpore. Aristot. *Natura inerudita licet,*
quæ opus sunt, efficit. Hippocr. *Naturâ est*
ea facultas quæ regit animal, & quæ mo-
tus in corpore necessarios exequitur, sive
ex voluntatis jussu sive minimè. Galen.
Unus ille, de viribus Medicamentorum aptè
dixerit, qui mutatam ab illis naturam, &
mutantem alia, observavit cautè. Ope horum
adjuta Natura morbos sanat immedica-
biles. Boerhaave. *Orat. 8. part.* 112.

cipe de mouvement. Les uns le comparent à un feu qu'ils appellent vital ; tels autres l'appellent reffort animé, pour le diftinguer des refforts ordinaires, qui ne donnent qu'autant de mouvement qu'ils en ont reçu ; d'autres, comme Cheyne, Stahl, Riviere, Dulaurents, croient que c'eft une faculté de l'ame différente de la liberté & de la volonté. Il en eft qui penfent que le Souverain Etre exécute lui-même ces mouvements fans le concours d'aucun autre moteur. Ce n'eft point ici le lieu d'examiner quel eft le fentiment le plus vrai-femblable. (g)

(g) Les Médecins font aujourd'hui partagés en deux Sectes au fujet du principe de la vie & des mouvements naturels ; jufqu'à Def-cartes aucun ne s'étoit avifé, excepté Afcle-piade, de douter que l'ame ne fût le principe de la vie & des mouvements vitaux ; quoi-qu'avant le Chriftianifme ils n'euffent que des idées bien confufes de l'Effence de ce principe ; depuis Defcartes cette opinion a été méprifée par ceux qui fe font flattés de pouvoir expliquer méchaniquement tous ces

11. C'eſt à la Nature (*h*) qu'il
faut attribuer les changements les
plus remarquables, qui arrivent en
nous durant l'opération des médicaments. Elle agit par des motifs,
qui ſouvent ne ſont point connus.
En certaines perſonnes l'horreur naturelle qu'elles ont des médicaments,
fait qu'au ſeul aſpect, au ſeul ſou-
venir d'une médecine, l'eſtomac

---

mouvements, & ceux qui l'ont entrepris
ont donné dans la rêverie du mouvement
perpétuel ſans moteur, ou dans d'autres erreurs encore plus contraires à la Méchanique; mais outre que les Stalhiens ont ap-
puyé le ſentiment des anciens par une infi-
nité de raiſons tirées de la pratique; les
plus ſavants Médecins d'Angleterre viennent de ſe déclarer pour ce parti, tels ſont
Mrs. Cheyne, Mead, Nicholls, Porterfield;
l'Italie compte auſſi parmi les Partiſans de
cette doctrine, Lanciſi, Borelli, & en France aucun n'a encore combattu ce que tous
les grands Maîtres tels que Riviere, Du-
laurens, Fernel, &c. avoient enſeigné ſur
ce ſujet.

(*h*) *Non minima eſt prudentia diſtinguere ef-*
fectus Remediorum ab effectibus ſolius Na-
tura; etenim in morbo non tantùm Medica-
menta agunt, ſed & Natura ipſa agit.
Frid. Hofman.

se souleve de la même façon que si l'émétique agissoit sur lui. D'autres prennent un plaisir si vif à certains médicaments, comme au laudanum, que s'il vient à leur manquer, elles ne peuvent être tranquilles, dormir, ni même vaquer à leurs occupations ordinaires.

12. Le moyen de distinguer les effets propres aux médicaments d'avec ceux qu'il faut attribuer à la Nature, c'est de les observer dans le cadavre. (i) C'est fort gratuitement qu'on dit, que le cadavre récent n'a point de ressort, que les

____

(i) Pour découvrir quelle est la cause des effets qu'on attribue à un médicament, il faut éviter les expériences compliquées, telles que sont toutes celles qui se font sur les vivants : car il est à craindre qu'on n'attribue à la force du médicament, ce qui dépend de la force du principe vital.

Les Corps peuvent agir par deux sortes de forces ; l'une qui leur est inhérente, comme la gravité, l'élasticité, l'adhésion, l'autre qui leur est étrangere, comme celle d'un coin poussé, pressé par un coup de marteau.

liqueurs y font épaiſſes. Il eſt des cadavres, dans leſquels les ſolides ont plus de reſſort qu'il n'y en ,a dans certains malades ; d'autres, dont le ſang conſerve ſa fluidité : & ainſi le défaut de reſſort & de fluidité n'eſt pas ce qui empêche les médicaments de faire dans les cadavres les effets conſidérables qu'ils font dans les ſujets les plus mous & *les plus cacochymes.*

13. L'impulſion ſenſible & méchanique des médicaments qu'on applique au dedans ou au dehors du corps, n'eſt pas le principe de leur action. On pouſſe, il eſt vrai, ou l'on preſſe les inſtruments contre les parties pour les faire agir, & les médicaments pour les faire entrer & pénétrer dans l'intérieur du corps, ou dans les cavités qui y conduiſent : ſans cette impulſion ou preſſion méchanique les inſtruments chirurgicaux n'agiroient pas ; car ils n'ont aucun principe d'action ; les corps ſenſibles n'ont qu'une force d'inertie, par laquelle ils réſiſtent à tout changement d'état ; mais

les médicaments ont dans leurs molécules un principe d'action indé-
pendant de cette impulsion extérieure : ils agissent plus de la façon
qui leur est propre, quand leur maf-
se sensible est en repos, que quand
elle est en mouvement. Qu'on verse d'en haut des eaux thermales
sur un bras paralytique, ou qu'on
plonge doucement ce bras dans cette eau sans mouvement sensible,
elle ne laissera pas de s'insinuer
dans les vaisseaux capillaires, d'y
dissoudre les humeurs épaisses, d'y
délayer celles qui sont âcres ; & la
chûte de cette eau thermale n'agiffant que par son choc, ne produit
pas d'autre effet que celui que tout
autre fluide feroit, quelque vertu
médicinale qu'il eût, car elle n'a-
git qu'à raison de ses principes méchaniques ; les frictions, les impul-
sions faites avec des baguettes, ou
des courroies, à la façon des Italiens,
(k) produiroient le même effet.

___

(k) *Visone dell' uso delle Battiture.* Vene-
tiá, in-12.

14. Qu'on pousse avec force une décoction astringente dans les boyaux, elle n'en resserrera pas plus que si elle s'y trouvoit portée sans force, sans mouvement sensible ; car la force méchanique ne peut que dilater le canal, au lieu que la vertu physique ou médicinale doit le resserrer, & l'effet sensible suit celle de ces deux causes, dont la force est la plus grande.

15. On peut dire de la gravité ce que j'ai dit de l'impulsion. La gravité est véritablement un principe d'action, & elle est inhérente dans tous les médicaments. Cette force les presse toujours vers l'endroit le plus bas, & elle est proportionnée à leur masse. On ne peut douter que la gravité ne détermine les médicaments à agir en certains endroits plutôt qu'en d'autres ; mais ce n'est guere que dans les grandes cavités, comme l'estomac, les boyaux, la vessie, ou bien à la surface du corps : ainsi les collyres qui se chargent de la partie saline des larmes dans l'ophtalmie, sont en-

traînés avec elle par la gravité vers le petit angle de l'œil, au moins durant la nuit, quand le malade eft couché à la renverfe ; ils y caufent en certain temps une douleur & une rougeur fingulieres, au lieu que dans l'état de fanté où les larmes font très-peu abondantes, & ne font pas entraînées fi aifément par leur gravité, n'étant pas chargées des poudres métalliques, comme de la tuthie, &c. elles n'obéiffent qu'à l'efpece de fuction (*l*)

(*l*) Si on met un peu d'encre ou d'autre liqueur colorée à l'angle externe ou à l'interne de l'œil, cette liqueur gliffant entre la paupiere & le globe, fe répand rapidement jufqu'au côté oppofé, & cela dans le cadavre comme dans l'homme vivant. Une goutte d'eau de vie, mife fur les yeux fitués de façon à éloigner par la gravité ce fluide des points lacrymaux, & les paupieres reftant immobiles, fe fait bientôt fentir dans le nez. L'eau de la Reine de Hongrie mife dans le creux de la main, monte bien vîte dans les plis ou rides que forme la peau. Une goutte d'encre s'infinue de même dans l'urethre, dans les trompes de Fallope, &c. comme dans un tuyau capillaire.

des points lacrymaux, qui les détermine vers le grand angle.

16. La gravité fait defcendre les
médicaments vers la grande cour-
bure de l'eftomac, elle fait fortir
les excréments liquides qui fe trouvent dans les gros boyaux des cadavres, quand le fphincter vient à
être relâché, comme tous les mufcles fe relâchent & ceffent *de fe contracter à la mort*; mais cette gravité ne peut en rien accélérer le
paffage des médicaments purgatifs
à travers le refte du canal inteffi-
nal, parce qu'il y a autant de
contours afcendants, qu'il y en a
de defcendants; & autant la gravité eft favorable à la defcente des
matieres dans ces derniers, autant
elle s'oppofe à leur montée dans les
autres : & ainfi elle n'y produit aucun effet.

17. Dans les vaiffeaux fanguins
& lymphatiques, la force trufive du
cœur eft exceffivement plus grande
que ne l'eft celle de la gravité de
chaque colonne, fur tout, parce
que la vifcofité ordinaire à nos fiui-

des fait qu'ils adherent aux vaiſſeaux,
& qu'ils en ſont ſoutenus : auſſi ne
voyons - nous pas qu'en cet état
du ſang , la ſituation du corps
influe ſenſiblement ſur l'effet des
médicamènts , quoiqu'elle doive
changer notablement les effets de la
gravitation des liqueurs : ce n'eſt
que dans l'état de cachexie où la
lymphe ayant perdu ſa viſcoſité,
& le cœur une grande partie de ſa
force , celle de la gravité qui reſte
toujours la même a un plus grand
rapport à celle du cœur ; & alors elle
dirige en grande partie les liqueurs
les plus coulantes, & les détermine
à s'accumuler dans les endroits du
corps qui ſe trouvent les plus bas ;
tels ſont les pieds quand on a reſté
long-temps debout, & les mains ou
le viſage quand on a reſté couché :
or comme la lymphe qui fait ces
enflures, eſt plus chargée de ſaumure que le ſang , cette ſaumure
excite auſſi bien ſouvent dans les
perſonnes cachectiques des dartres &
des ulceres au bas des jambes vers
l'endroit où ſa gravité les détermine.

18. On voit par ce que nous venons d'expoſer, que l'impulſion & la gravité donnent occaſion aux médicaments d'agir en certaines parties plutôt qu'en d'autres, parce qu'elles les y portent ; mais que ce ne ſont pas les principes d'où dépendent l'action propre & la vertu des médicaments.

19. La force des médicaments dépend de ce principe d'expérience qu'on appelle *adhéſion* ou *attraction mutuelle*, non des corps éloignés, comme le croyoient les anciens, mais des molécules qui ſont dans le contact ; c'eſt une tendance réciproque de toutes les molécules les unes vers les autres, qui, ſelon les preuves qu'en ont donné Mrs. Sgravezande & Hamberger, eſt une véritable action accompagnée d'une réaction mutuelle.

20. Les regles de l'adhéſion (*m*)

(*m*) La force d'adhéſion eſt proportionnée aux ſurfaces ; elle l'emporte exceſſivement ſur la réſiſtance de la gravité, quand les molécules ſont très-petites : car les ſurfaces des petits corps ſont d'autant plus gran-

font qu'elle est proportionnée au nombre & à l'étendue des points d'attouchement, qu'elle augmente à proportion que la proximité peut devenir plus grande, & par conséquent qu'elle est en raison composée de la grandeur des facettes (*n*) par lesquelles les molécules se touchent, & du nombre des points solides qui s'y trouvent, ou, ce qui revient au même, de leur gravité spécifique.

---

des respectivement à leurs gravités, que leurs diametres sont plus petits : aussi a-t-on démontré d'après des expériences, que dans les fluides la force d'adhésion étoit plusieurs milliers de fois supérieure à celle de leur gravité. *M. Hamberger.*

(*n*) S'il étoit possible de connoître la grandeur respective des facettes qu'ont les molécules des corps, comme il l'est de mesurer les gravités spécifiques, on pourroit déterminer à l'avance la force de cohésion de deux corps ; mais l'ignorance où nous sommes sur ce sujet, fait que nous ne pouvons découvrir que par l'expérience, si deux fluides s'unissent ou se repoussent; & il n'y a des regles que pour l'adhésion des fluides avec des solides, dont la gravité spécifique ou densité des parties est connue.

C'est de ce principe, que M^{rs}. Keill, Morgan, Hamberger se sont servis, pour expliquer, d'après Newton, l'action des médicaments, dont nous déduirons aussi pourquoi ils agissent plutôt sur certaines parties que sur d'autres, quand ils agissent par leur propre vertu, ou par la force qui leur est inhérente. (*o*)

21. Mais avant que d'en venir là, faisons voir en détail comment la Nature se sert, & de ces médicaments considérés comme des masses, & des parties de notre corps considérées comme des machines pour produire certains effets déterminés.

(*o*) Par les expériences de Monsieur Muschembroek (*de cohærentiâ Corporum*) deux Cylindres plats de laiton collés avec un peu de poix fondue ne purent être séparés l'un de l'autre que par un poids de 1400. livres, ils n'avoient pas deux pouces de diametre, & ainsi l'air ne les pressoit qu'avec une force d'environ 100. livres ; donc ces 1300. livres de force qui les unissoient ne pouvoient être imputées à la pression de l'air, comme le prétendoient les Cartésiens, mais à cette force générale qu'on peut appeller *adhésion.*

22. On ne peut pas douter que certaines parties du corps humain n'aient plus de fenſibilité que d'autres; ainſi l'intérieur du coude, un peu au-deſſus du condyle interne de l'humerus, eſt couvert d'une peau qu'on peut pincer ſans preſque aucun ſentiment; les parties intérieures en ont moins à beaucoup près que la peau, & parmi les intérieures celles qui ſont expoſées au paſſage des aliments, & qui conſtituent les premieres voies, comme l'eſtomac & les boyaux, en ont plus que les autres, ſelon les dernieres expériences de Mr. de Haller. Il a été de la prudence du Souverain Être, de mettre des filets nerveux plus ſenſibles & plus nombreux aux parties les plus expoſées, & qui ſont les premieres à recevoir les atteintes des corps étrangers, afin que nous fuſſions avertis du danger, & que la Nature pût y obvier d'abord. (p)

(p) La Théologie ou la Doctrine des fins & des vues que Dieu s'eſt propoſé dans ſes

23. C'est par cette raison que les boyaux venant à être irrités dans toute leur longueur par les déjections fréquentes que causent les eaux minérales ou des diarrhées, on sent une cuisson vive à l'endroit où les boyaux se terminent à la peau, & où la sensibilité, par cette raison, devient plus forte.

24. On peut expliquer aussi par

---

ouvrages est négligée, mal à propos par les Modernes, si le corps humain étoit l'ouvrage du hazard, comme le croyoit Lucrece & l'Auteur de la Fable appellée l'homme de Descartes, il seroit ridicule de chercher des vûes dans ces ouvrages; mais il faut être aussi aveugle que cet impie Stoïcien, pour ne pas reconnoître que tout à été destiné, par un Etre infiniment sage, à remplir des fins utiles qu'il s'est proposées, & à servir à de bons usages. Or vouloir ignorer ces usages & les moyens qu'il a fait servir à ses fins, c'est se priver d'une occasion très-fréquente dans la Médecine Théorique de célébrer la bonté & la sagesse de celui qui nous a donné l'être, & à même temps se priver des lumieres que cette destination connue répand sur toute l'économie animale, comme on peut voir dans l'excellent traité de Galien sur *l'usage des parties.*

là, pourquoi les diurétiques chauds, long-temps réïtérés, excitent à l'orifice de l'urethre une cuison, qui n'y est plus vive que dans le reste du canal, que par la plus grande sensibilité de cette partie.

25. Mais les différentes personnes ont différents degrés de sensibilité. Celles qui sont d'une constitution plus foible & plus délicate, qui par une éducation trop efféminée, aiment passionnément la vie, qui ont les passions plus vives, sont aussi plus sensibles, & au plaisir, & à la peine : or en conséquence de cette sensibilité, les médicaments excitent en elles de plus grands effets que dans les paysans robustes, dont l'esprit est grossier & pesant. Cette sensibilité excessive fait que des médicaments excitent des effets, non-seulement plus sensibles, mais même différents de ceux qu'ils auroient excités. Ainsi nous voyons que ces personnes délicates souffrent des coliques, ont des vomissements, des mouvements de fievre, après avoir pris la mé-

me dofe des purgatifs qui n'excitent rien de pareil aux autres ; &
par conféquent, à raifon de cette
fenfibilité, les médicaments paroiffent porter en elles fur d'autres parties, qu'ils ne portent dans des fujets moins fenfibles.

26. Je fais qu'on eft dans l'ufage
d'expliquer, comme on dit, méchaniquement tous ces effets, &
qu'ainfi on fuppofe que les fibres
nerveufes des perfonnes fenfibles
étant plus déliées & plus tendues,
font portées par les mêmes médicaments à des vibrations plus fréquentes, ou font montées fur un ton plus
aigu ; mais cela n'explique pas
pourquoi l'effet en fera plus grand,
ou pourquoi un eftomac plus fenfible vomit à l'occafion de ces médicaments : une corde plus tendue
& plus fine du double qu'une autre,
preffée par le même corps, fait un
ton plus aigu, j'y confens : mais
conçoit-elle une plus grande quantité
de mouvement ? C'eft ce qui eft
contraire aux méchaniques : & d'ailleurs eft-ce par leurs vibrations,

que les fibres musculeuses se contractent ? N'est-ce pas parce qu'elles se
rident ou se froncent ? Or ce n'est
pas la tension qui fait le fronce-
ment, elle s'y oppose plutôt. Il
faut donc avoir recours à la Nature,
(q) qui, à l'occasion de cette tension plus grande, fait des efforts
proportionnés, pour mettre dehors
par le vomissement ces matieres ir-
ritantes.

27. Nous rendrons cette vérité
plus sensible par l'exemple des médicaments sternutatoires. Un grain
pesant de tabac d'Espagne ou de
poudre d'ellébore prise par le nez,
s'applique à la membrane pituitaire;
dans peu de temps la mucosité, qui

(q) *Effectus Naturæ sæpiùs ab ignaris Me-
dicis habentur pro operationibus Medicamentorum, & pro actionibus suis venditantur.*
Frid. Hofman. *In sanandis tandem morbis
principatum obtinet Natura... vix alieni
quid natum in vivente vel aliundè susceptum
ut arsenicum, oh! quæ molimina vomitûs,
ut noxium expellat, quæ excitationes hu-
morum, ut diluat, abluat, detergat, le-
niat, &c.* Boerhaave, *Oratione 8.*

s'y trouve, diſſout les parties âcres & ſalines de cette poudre, & on ſent un picottement, qui, d'eſpace en eſpace, eſt ſuivi d'un effort violent, appellé éternument : dans cet effort, toute la poitrine ſe reſſerre avec une grande vîteſſe, tout le tronc & la tête ſont agités puiſſamment & avec un ſon des plus bruyants ; l'air ſort par le nez avec une grande rapidité, & entraîne ce qu'il trouve ſur ſon paſſage.

28. Voilà un effet fort conſidérable qui ſe fait ſur la poitrine principalement. Quelle en eſt la cauſe ? (r) Je dis que la force de la pou-

---

(r) On doit diſtinguer les phénomenes dont les médicaments ſont la *cauſe*, d'avec ceux qu'ils ne font qu'exciter, ou qu'ils donnent occaſion à d'autres puiſſances de produire. La cauſe d'un effet eſt toujours une force ou l'action d'une puiſſance mouvante ; & ainſi ceux qui regardent les médicaments, comme nous regardons les inſtruments, ne peuvent les regarder comme cauſe des phénomenes qu'ils excitent ; car un inſtrument n'agit point par ſa propre force.

dre n'en est que l'occasion, & qu'il s'en faut de beaucoup qu'elle puisse produire méchaniquement cet effet sans le concours d'un moteur beaucoup plus puissant. Pour le prouver, je mets en avant que c'est une erreur, qui ne peut tomber que dans l'esprit de ceux qui ignorent les méchaniques, de penser que les machines multiplient les forces ; & ainsi on a beau imaginer dans nos organes des dispositions méchaniques admirables pour produire ces effets par des moteurs aussi petits, on n'en viendra jamais à bout ; toutes les machines se réduisent au levier, & faisant abstraction de la résistance qui provient de l'inertie ou du frottement, l'effet qui résulte de l'effort d'une puissance appliquée à un levier, est précisément égal à cet effort, c'est-à-dire, que les masses sont de part & d'autre réciproques à leurs vîtesses, & par conséquent les quantités de mouvement, ou les forces y sont les mêmes.

Il faut donc pour expliquer méchaniquement l'effet en question, supposer que la quantité de mouvement de tout le corps dans l'éternuement, n'est pas plus grande que celle d'un grain d'ellébore appliqué au nez ; ce qui est évidemment contraire à l'observation & aux notions les plus communes.

29. On ne manquera pas de dire que nos organes sont des machines faites par la main d'un grand Ouvrier qui en sait plus que nous ; & cela est bien certain : mais en raisonnant suivant les lumieres qu'il lui a plu de nous accorder, nous ne pouvons attribuer un effet à une cause qui est excessivement plus petite que l'effet ; sans quoi une partie de cet effet ne dépendroit d'aucune cause, ou dépendroit du néant ; ce qui est absurde : d'ailleurs en supposant que Dieu ait fait de nos organes des machines hydrauliques parfaites, l'erreur en sera plus évidente : car il est démontré que quand un moteur, par exemple, un courant d'eau meut un corps, & produit un effet par le moyen d'une machine hydraulique parfaite, sans

ÿ comprendre le déchet qui provient du frottement & de l'inertie, l'effet utile qu'on regarde, n'eſt à l'effort du moteur que comme 4. à 27. (ſ) & on ne ſera pas ſurpris après cela d'entendre que dans la merveilleuſe machine de Marly, l'effet utile ·n'eſt que la 56ᵉ. (t)

(ſ) Parent, Mémoire de l'Académie Royale 1704. pag. 333. Mr. Pittot, Mém. de l'Acad. 1725. Mr. Belidor, Architect. Hydrauliq. т. 1. Mr. Dan. Bernoulli Hydrody. pag. 195.

(t) Bernoulli *ibid.* pag 181. *Omnes machinæ, eâdem potentiâ abſolutâ, eumdem effectum præſtant, ſi modò à frictionibus motibuſque ad deſtinatum finem inutilibus animus abſtrahatur.* D. Bernoulli *ibid.* pag. 166. *Non deſunt qui putent machinam excogitari poſſe, cujus ope, minimo labore, aquæ quantitas ad quamlibet altitudinem elevari poſſit, animumque excruciant in inquirendis rotis, vectibus, ſed operam perdunt : Neque audiendi ſunt hujuſmodi promiſſores,* Id. *ibidem.* V. l'Hiſt. de l'Acad. 1703. pag. 100. où l'on verra cette erreur combattue par Mr. de Fontenelle. Cette erreur ſur la force des machines, eſt la baſe des raiſonnements de la plupart des modernes, qui veulent expliquer les mouvements ſympathiques & les effets des médicaments évacuants.

B 4

partie de l'effort de l'eau emplo-
yée à la mouvoir ; c'eſt-à-dire que

Les Machiniſtes ou les modernes qui prétendent expliquer ſans moteur tous les mouvements de notre corps, ſe mettent peu
en peine de trouver dans l'homme les forces mouvantes néceſſaires pour ces effets : ils
ſe figurent que la moindre petite preſſion, telle que celle d'une pincée de tabac ſur les nerfs,
eſt capable de ſe multiplier par la propriété
des machines, & de produire un mouvement mille & mille fois plus grand que ſa
cauſe, & voilà les principes de méchanique ſur leſquels ils raiſonnent: (voyez l'homme de Deſcartes.) Ces Machiniſtes font bien
voir qu'ils n'entendent pas la méchanique ;
Alphonſe Boreli, qui connoiſſoit bien celle
du corps humain, fait voir clairement que
les muſcles bien - loin de multiplier les forces, ont beſoin pour élever de fort petits
poids, d'être mis en action par des forces
immenſes. *Demonſtrabo*, dit-il, *per machi-
nas animalis non parvâ virtute magna pon-
dera ſublevari, ſed è contra magnâ virtute & robore facultatis animalis parvâ pon-
dera ſuſtineri. Borell. de motu animalium
cap. 3. pag. 8.* Il eſt aiſé de prouver que
les machines conſument les forces mouvantes en grande partie bien - loin de les augmenter, la puiſſance moyenne d'un ouvrier
ordinaire eſt capable de lui faire élever un
poids de 72. livres à la hauteur d'un pied

cette machine, bien - loin de multiplier la force du moteur, l'abforbe ou la détruit toute à une 56ᵉ. partie près.

30. Je me fuis peut-être trop étendu fur ce fujet; mais plus les préjugés font répandus, plus il importe de les combattre, quand on a des fentiments contraires à établir. Il paroît pourtant, d'après ce que nous avons dit, 1°. Que ce n'eft point au médicament, comme caufe, mais au moteur, que l'irritation avertit & met en jeu, qu'il faut attribuer les plus grands chan-

---

à chaque feconde, en travaillant dix heures par jour, felon les expériences faites par M. Dan. Bernoulli. Maintenant s'il emploie à cet effet une machine, il eft impoffible qu'il produife un auffi grand effet, car une partie de cette force s'emploiera à furmonter l'inertie & le poids de cette machine, l'autre à furmonter le frottement, & s'il éleve un plus grand poids l'effet n'en fera pas plus grand, puifqu'il demandera ou beaucoup plus de temps pour être élevé, ou des efforts qui ne pourront être continués fi long-temps. Voyez l'hydrodynamique, Section 9e. pag. 167. & 199.

B 5

gements que les médicaments excitent en nous. 2°. Que ces effets font proportionnés à la fenfibilité de la nature, puifqu'ils font plus grands à mefure que le fentiment eft plus vif, quand la puiffance mouvante eft la même. 3°. Que ces effets, fous les mêmes degrés d'irritation, font proportionnés aux forces potentielles du fujet; ainfi il n'eft pas étonnant que quand les forces manquent, & que le fentiment eft émouffé, comme dans les affections foporeufes, les médicaments n'operent que fort peu, ou n'excitent même aucune évacuation. 4°. Et par conféquent les médicaments long-temps accoutumés n'excitent que fort peu d'effet, parce que nous n'y fommes prefque pas fenfibles, ne faifant prefque pas d'attention à l'impreffion des corps que nous avons fouvent éprouvée, en comparaifon de celle que nous faifons aux impreffions nouvelles & aux inconnues.

31. On peut auffi entrevoir la raifon pourquoi ces médicaments affectent certaines parties plutôt que

d'autres, ou pour mieux dire, pourquoi la nature, qui agit à leur occafion, détermine le mouvement de certains organes plutôt que d'autres, comme fi elle choififfoit ceux qui pour l'ordinaire font les plus commodes & les plus convenables (*u*) pour l'évacuation de la matiere irritante : l'exemple ci - deffus fera voir que la difpofition méchanique des parties qui y contribue beaucoup, & qui femble déterminer cette forte de choix, n'eft pas pourtant fuffifante feule pour produire cette direction de fluide nerveux vers une partie déterminée plutôt que vers une autre.

32. On demande pourquoi les nerfs de la membrane pituitaire étant irrités par un corps étranger, il furvient plutôt un mouvement de la poitrine, appellé éternuement, que toute autre forte de mouvement de

____

(*u*) *Natura ipfi fibi vias invenit ad evacuandum, & licet fine doctore quæ opus funt, efficit.* Hippocr. 6. Ibidem. Galenus ibidem.

B 6

cette même poitrine, ou même des autres parties du corps ? On ne manque pas de dire que ce phénomene dépend de la communication qu'il y a entre les nerfs olfactifs & ceux de la poitrine. Mais cette communication spéciale est avancée sans la moindre preuve, autre que l'effet, pour l'explication duquel on l'imagine ; & en la supposant telle qu'on la veut, elle ne rend pas raison du phénomene, parce que ce n'est pas la quantité de mouvement imprimée à ce nerf olfactif, qui se transmettant à ceux de la poitrine, leur imprime la force nécessaire pour produire l'éternuement (28. 29.) sans quoi cependant on ne peut concevoir que cette irritation produise méchaniquement cet effet ; que si on suppose un moteur que cette irritation ne fait qu'avertir du besoin d'expulser cette matiere irritante, il reste à dire pourquoi ce moteur agit par tel ou tel organe, sur lequel il a également le pouvoir d'agir.

Les mêmes nerfs qui servent à

produire l'infpiration & l'expiration fuivante plus forte, qui conftituent l'éternuement, font principalement les Dorfaux, ceux de la huitieme paire & les intercoftaux enfemble, quelque éloignés qu'ils foient des olfactifs à leur fortie de la moëlle alongée & de l'épiniere. Admettons qu'ils communiquent enfemble : on ne peut pas nier qu'ils ne fervent également à produire toutes les autres efpeces d'infpiration & d'ex-piration très-différentes de l'éter-nuement, comme la toux, le hoquet, le foupir, le baillement, le parler, le chant, dont les varié-tés font infinies. De bonne foi, cette communication change-t-elle, lorf-qu'on a pris un grain de racine d'ellébore ? Et par quelle raifon n'excite-t-elle pas par hazard un de ces fortes de mouvements ? Pour-quoi conftamment la fternutation s'en fuit-elle, au lieu du foupir, de la toux ? Mais de plus, toute communication eft réciproque ; & ainfi une goutte d'eau venant à ad-hérer à la glotte ou à la fente que caufent les cordes vocales entr'elles, il devroit s'enfuivre un éternument, & ce n'eft pourtant que la toux qui s'enfuit.

33. N'eft-il pas plus vraifemblable (x) que le moteur qui eft fuffifant pour exciter ces efforts, (que ce foit Dieu, ou bien une faculté de l'ame, c'eft ce qu'il n'eft pas queftion ici de décider) a un fentiment au moins obfcur, & non réfléchi, du befoin de l'éternument dans un cas, & de la toux dans l'autre, ou qu'il agit comme s'il fentoit ce befoin, & qu'il fentît la différence des organes qui doivent exécuter ces efforts, quoique peut-être il ne les fente pas, ou ne les connoiffe pas: car combien d'efforts faifons-nous en dormant, pour

(x) *Sternutamenta verò ipfa Naturæ opus funt: Hæc omnia Naturæ erga Animalia providentiam indicant, per quam & fecundâ valetudine fruentia confervantur, & ægrotantia morbo liberantur.* Galen. Comment. in Epid. Hippocr. *Naturæ funt morberum medicatrices.*

prendre une situation plus commode ?
& combien de muscles meuvent très-
habilement les joueurs d'instruments,
sans savoir même s'ils ont des muscles ? Or ce besoin est bien marqué :
car il n'y a que l'éternument qui
puisse, par le moyen de l'air poussé
avec violence vers les arriere-nari-
nes, balayer & emporter la matiere
qui irrite l'intérieur du nez, & il n'y
a que la vive secousse de la toux
qui puisse détacher de la glotte la
goutte d'eau qui la bouche, & qui
adhere aux cordes vocales ; le baillement, le soupir ne le seroient pas
si bien.

34. Cet exemple suffit pour faire
sentir la raison pour laquelle certains médicaments affectent des parties déterminées, comme les sternutatoires affectent la poitrine ; les
émétiques (*y*) excitent le vomisse-

____

(*y*) L'estomac éleve une colonne d'eau à
la hauteur de près de 2 pieds au-dessus de
son fond dans les vomissements : cette
force équivaut au poids d'une colonne d'eau
de 30. livres tombant de la même hauteur.

ment plutôt que la diarrhée ; l'alun de plume nous force à porter nos ongles pour gratter la partie qu'il a irritée ; les purgatifs nous portent à faire des efforts nécessaires, quand les déjections sont difficiles : mais on voit bien qu'en tout ces cas, ce n'est pas à la vertu du médicament, comme à une cause suffisante & active, qu'il faut attribuer les effets ni la détermination des parties par lesquelles ils sont exécutés. Cherchons donc la cause de ces effets déterminés dans d'autres principes, en observant toujours de ne pas confondre ce qui leur appartient, avec ce que le concours de la nature y met du sien ; car elle y en met toujours.

35. Les médicaments affectent certaines parties déterminées, par

---

Qui pourroit se figurer qu'un grain de poudre d'algarot eût autant de force ? ni qu'en dilatant l'estomac, il pût le contracter, à moins qu'il ne détermine à agir une autre puissance mouvante ? les principaux phénomenes qui suivent l'action des médicaments évacuants, sont l'effet de cette puissance.

la raifon qu'ils n'agiffent que fur elles, & qu'ils ne font pas portés vers les autres, tant à raifon de leur maffe qui les met hors d'état d'y paffer, qu'à raifon des mouvements & des difpofitions qui fe trouvent en ces parties plutôt qu'en d'autres. Nous allons donner des exemples qui confirmeront cette propofition, & qui rendront raifon de ce phénomene.

36. Les médicaments n'agiffent qu'à mefure qu'ils fe diffolvent, ou qu'ils fe divifent en plus petites parties : (*z*) la quantité de leur action, une même dofe étant donnée doit donc augmenter à mefure que leur diffolution avance davantage, parce

---

(*z*) Les molécules des médicaments qui peuvent paffer à travers les veines lactées & les vaiffeaux fécrétoires des vifceres, doivent être 512000000. fois moindres que les plus petites, que nos fens peuvent diftinguer fans Microfcope. Th. Morgan *Mechanical. pract. of. Phyfic.* Prop. 1. Dans ces molécules l'adhéfion eft extrêmement forte. (20. Not.) & eft feule capable de donner aux médicaments leurs vertus.

qu'en même-temps il y a plus de
molécules, qui, étant développées,
peuvent agir, la diſſolution ſe faiſant par la ſurface, & la quantité
des particules actives étant en raiſon des maſſes, il eſt évident que
la diſſolution ſe fait plus rapidement, quand le même médicament
eſt déja diviſé en pluſieurs petites
maſſes, que quand il n'en forme
qu'une ſeule : car, par exemple,
une pillule de laudanum d'une ligne
de diametre ayant dix fois moins
de ſurface reſpectivement à ſa maſſe,
que n'en ont les mille qui en peuvent être formées d'un dixieme de
ligne de diametre, il eſt bien évident que la groſſe pillule agira dix
fois moins en même-temps que les
mille petites, parce que celles-ci
offrent dix fois plus de ſurfaces au
diſſolvant, & fourniſſent d'autant
plus de lames de même épaiſſeur à
diſſoudre & à agir. La différence des
maſſes fera donc qu'un médicament
agira avec plus de force dans un
temps donné ; mais comme il y a
des parties dans le corps humain

qui ont la force de divifer , broyer les corps qu'on a pris (c'eft ainfi que les dents broient , divifent certains aliments) tandis que d'autres parties ne peuvent le faire , le même médicament agira avec plus de rapidité dans certaines parties qu'en d'autres , quoiqu'il foit appliqué à toutes également.

37. Il fe peut auffi qu'à raifon d'une maffe plus grande , il ne puiffe s'infinuer & fe porter jufqu'en certaines parties : fi un médicament a des molécules qui ne puiffent paffer dans les veines lactées , ni dans les vaiffeaux abforbants des premieres voies , il eft bien évident qu'il pourra agir fur l'eftomac & les boyaux , mais non dans le fang ni dans les petits vaiffeaux. C'eft ainfi que les abforbants terreux qui ne peuvent être diffous par nos fucs , n'agiffent que dans les premieres voies , fe retrouvent prefque tous dans les excréments groffiers , & ne font rien dans le fang.

38. Mais il fe peut auffi que ce n'eft pas faute de pouvoir être dif-

dous, qu'ils ne passent [illegible] défilés étroits. Quelqu[illegible]
me le vif-argent, [illegible]
boules, qui, toutes [illegible]
soient, ne sauroient [illegible]
tits tuyaux (a) de la pe[au illegible]
yaux, à moins d'être [illegible]
pressées par une force [illegible]
qui surmonte la cohésion [illegible]
de leurs molécules [illegible]
de là, que le vif-[argent illegible]
pouvant agir pa[r illegible]
boyaux & la [illegible]
trouvent [illegible]
sang, sui[vant illegible]
duire; & aussi [illegible]
que tout avec le de[illegible]
on l'a [illegible]

____

(a) La grandeur de[illegible]
la petitesse des molé[cules illegible]
sont par des raisons [illegible]
ce fluide les pénètre [illegible]
bois, & ne pénetre [illegible]
argent entre dans les p[illegible]
dans ceux du bois, au moin[s illegible]
pre force. Si on fait glisser [illegible]
de l'eau sur de la toile cirée, [illegible] de
plusieurs trous, elle n'y pass[e illegible]
pas, au lieu que l'huile y pass[e illegible]

22. On sait que les tuyaux capillaires (16. not.) de quelque matiere qu'ils soient, ont la force d'é-
lever les liqueurs de même, ou de
moindre gravité spécifique que la
leur. M^{rs}. Muschembroeck, Halles,
en donnent un bon nombre de preu-
ves tirées des végétaux & des animaux. Les fluides venant à toucher
l'orifice de ces tuyaux y adherent,
& par conséquent agissent sur eux;
ils tendent à s'en approcher, l'intérieur leur offre plus de points d'attouchement, ils s'y insinuent, s'y
élevent nonobstant leur gravité. On
sait que ce phénomene arrive dans le
vuide de Boyle comme dans le plein,
& que c'est la force de l'adhésion
qui en est la cause : or le fluide s'y
éleve d'autant plus fortement, que
la surface touchante est plus grande,
respectivement à la colonne de fluide qui résiste par son poids : comme dans les tuyaux de différent
diametre, sous même longueur,
les surfaces sont à leurs solidités en
raison réciproque de leur diametre,
& par conséquent un tuyau d'un

dixieme de ligne de diametre, les restes étant égaux, attire dix fois
plus haut qu'un d'une ligne ; par
cette raison, les mêmes médicaments liquides agiront sur des vaisseaux capillaires, qui ne pourront
agir dans de plus larges, ne pouvant s'y insinuer aussi avant ; *(b)*
de même que certains virus, comme
le vénérien, le scorbutique, le

(b) Ce paradoxe n'est pas le seul & il
confirme bien la différence qu'il y a entre les forces méchaniques & les forces
physiques : Si un fluide est poussé par
une force méchanique dans un tuyau, ce
fluide perd d'autant plus de sa force à
cause du frottement que le tuyau est plus
étroit, au lieu que s'il y est porté par la
force physique de l'adhésion, il s'y élé-
ve d'autant plus rapidement qu'il est plus
étroit. Ceci fait sentir comment le fluide
nerveux peut avoir de rapidité à travers
les nerfs, & la matiere électrique à travers les corps les plus denses. Si la force qui pousse méchaniquement le sang dans
les arteres & leurs derniers rameaux est
fort modérée, les molécules homogenes
en gravité spécifique avec les tuyaux sécrétoires qui partent latéralement de ces
arteres, se portent par la force d'adhésion

scrophuleux invétérés, agissent spé-
cialement sur les parties osseuses,
dont le tissu est plus compacte;
il peut y avoir des médicaments
qui agissent sur les parties dont les
tuyaux sont plus étroits : C'est ainsi
que le suc rouge de la garance, suivant l'observation de l'Académie de
Boulogne, (tom. 2.) ne teint en
rouge que les os des animaux qui
en ont mangé, & n'atteint pas même les cartilages ni les tendons.

40. Une structure singuliere empêche quelquefois des médicaments de

---

dans les couloirs, les sécrétions de la salive, de l'urine sont abondantes, mais
si la force trusive ou méchanique du sang
augmente beaucoup comme dans la fievre,
elle emporte pêle - mêle ces molécules &
empêche la force physique d'agir ; ainsi
ces sécrétions tarissent comme l'expérience
le fait voir..... Un tuyau d'un tiers de ligne en diametre éleve l'eau à 26. lignes,
un d'un dix-huitieme de ligne l'éleve à
13. pouces, un autre encore plus étroit
à 22. ceux des Arbres élevent la seve à
la hauteur des plus grands Pins, avec
une force cinq fois plus grande que cella
du sang dans l'aorte. Hales.

paſſer dans un ſens, & leur permet de paſſer dans un ſens contraire; & c'eſt ce qui empêche le médicament d'affecter indiſtinctement les parties, ſuivant le ſens dans lequel il ſe préſente. Si un médicament eſt porté par les uréteres, il s'inſinuera aiſément dans la veſſie; mais un médicament jetté dans la veſſie, ne pourra s'inſinuer dans les uréteres, ni par conſéquent les affecter, parce que diſtendant la veſſie, il preſſera la partie de cette membrane, qui bouche l'extrêmité de l'urétere, & l'appliquera encore plus fort aux membranes extérieures, ce qui fermera l'iſſue dés uréteres.

41. Le ſang roule avec des vîteſſes bien différentes dans les différents vaiſſeaux, & entraînant avec lui les molécules des médicaments, il leur imprime différents degrés de force, qui ſont toujours ſous même maſſe comme les carrés de leurs vîteſſes: (c) or ces forces différentes produiſent des effets qui doi-

---

(c) Herman. *Phoronomia. prop. 31.*

vent

vent différer totalement ; car la même impreſſion qu'une molécule fait
ſur nos nerfs , n'eſt qu'un chatouil-
lement agréable , ſi elle eſt foible ;
& elle devient une douleur vive ,
ſi elle eſt capable de rompre les
filets nerveux. La force du ſang
dans les arteres eſt dix ou douze
fois plus grande que dans les veines , ſelon les expériences de Mr.
Hales. (d) Donc les molécules métalliques , ou autres qu'il entraîne ,
& auxquelles il imprime une force
proportionnée à la ſienne , pourront
exciter dans les arteres de grands effets,
de vives chaleurs , des ſenſations dou-
loureuſes , tandis que dans les veines,
& à plus forte raiſon dans les vaiſſeaux lymphatiques , elles n'en exci-
teront point ; car comme leur gravité
ſpécifique , qui reſte toujours la
même , tend à les retarder , à les
empêcher d'agir , il ſe peut que le

(d) Hœmaſtaticals Eſſais , experiment. 111.
4. 5.

Tome II.					C

mouvement du fang foit fi fort ra-
lenti dans les tuyaux veineux capillaires, que la gravité de ces molécules excede la force trufive du
fang qui les pouffe, & ainfi que
toute leur impétuofité & l'action
qui en dépend, fe réduifent à rien.

42. D'autre part, les vertus médi-
camenteufes, bien différentes des propriétés méchaniques, n'agiffent que
dans des fluides ralentis. Les cryftal-
lifations, les coagulations, les fécrétions ne fe font que dans le repos,
le mouvement de circulation trop
rapide empêchant l'approche mutuelle des molécules qui peuvent l'attirer. Les médicaments n'exerceront
donc pas leurs vertus médicamen-
teufes dans les gros vaiffeaux, où
le mouvement de circulation eft rapide, & ils l'exerceront dans les
petits.

43. J'ai appris par bien des expériences faites fur des tuyaux d'a-
nimaux, que les vîteffes des liqueurs à travers des tuyaux de différente longueur, font, à très-peu
près, comme les racines de ces lon-

gueurs réciproquement ; & par conséquent certains médicaments agiront aux extrêmités ou dans les
vaisseaux sécrétoires fort éloignés du
cœur, en suivant les routes de la
circulation, qui ne pourront exercer
leurs vertus plus près du cœur à
cause de la vîtesse trop grande : mais
la grande raison qui retarde les fluides éloignés du cœur, est le frottement immense qu'elles essuient à
cause de la petitesse des défilés ; ce
retardement est si grand, qu'il ne
passe dans les artérioles méfentériques
(qui font sur le lymbe du méfentere)
que la vingtieme partie ou environ
de ce qui passeroit par le tronc
de l'artere méfentérique ouvert,
(e) quoique la fomme de leurs calibres excede du double au moins
le calibre de ce tronc. Il n'est donc
pas étonnant que quand par une
terreur, un froid, ou des remedes
astringents, les vaisseaux capillaires viennent à se resserrer, il arrive dans les extrêmités des sentiments

---

(e) Hœmastat. Essais, Expériment. IX.

de friſſon , quoique dans le centre du corps , ou dans les gros vaiſſeaux 'la chaleur ſoit conſidérable ; car la chaleur des fluides relative à leur frottement , (f) eſt comme le carré de la vîteſſe avec laquelle ils frottent les ſolides : or l'expérience fait voir que les changements qui arrivent dans le corps humain par les différents degrés de chaleur , ſont eſſentiellement différents. C'eſt ainſi que la température au-deſſous du premier degré au thermometre de Mr. de Reaumur, coagule le ſang, l'empêche de pourrir , au-deſſus du 36eme. elle le rend plus coulant & plus diſpoſé à pourrir , au-deſſus du 56eme. elle roidit & ride nos vaiſſeaux , elle coagule le ſang & la lymphe.

44. La direction des vaiſſeaux & la différente impétuoſité du ſang, laquelle eſt excitée par les médicaments fondants & irritants , fait encore que ces médicaments agiſſent

---

(f) Herman. *Phoronomia Appendix.*

sur certaines parties plutôt que sur d'autres, ou, ce qui revient au même, qu'ils sont portés dans des parties déterminées.

45. C'est ainsi que les molécules des médicaments spécifiquement plus pesants que le sang, se portent en plus grand rapport à la tête, qu'aux autres parties ; car conservant plus de leur vîtesse en sortant du cœur dans le conduit de l'aorte, ils affectent plus la ligne droite, ou se détournent plus difficilement de l'axe de l'aorte, que les molécules spécifiquement moins pesantes ; & comme la carotide gauche se trouve dans cette direction, elles doivent y entrer : n'est-ce pas pour cette raison, que l'usage immodéré de l'acier, du vif-argent porte à la tête ?

46. J'ai fait une expérience (g)

___

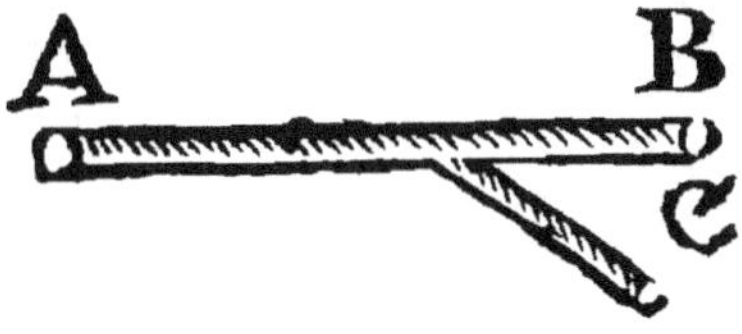

(g) Si on a un tuyau ABC dans lequel on pousse de A vers B d'abord très-foiblement, & ensuite très fortement un piston ; si le jet de l'eau a été de trois pou-

qui prouve, que suivant les divers degrés de force avec laquelle les fluides sont poussés à travers des tuyaux branchus & des rameaux diversement inclinés à leur tronc, il se porte plus de fluide dans les uns que dans les autres, les calibres restant les mêmes; d'où il suit par exemple, que quand le sang est poussé avec beaucoup plus de force du cœur dans le tronc descendant de l'aorte, il s'en porte plus dans les rameaux qui font peu ou point du tout inclinés avec le tronc, qu'il ne s'en portera dans ceux qui le font, comme les arteres renales, qu'il ne s'y en porte respectivement, quand le sang coule lentement.

47. D'où il s'ensuit que les médicaments, qui sont propres à aug-

---

ces par le rameau direct B, & d'autant par l'oblique C, quand on poussoit foiblement le piston, le jet augmentera bien davantage dans le direct par une impulsion forte, qu'il ne le fera dans l'oblique, comme de 7. pouces dans l'un & de 5. dans l'autre.

menter notablement la force du cœur,
foit en augmentant la quantité de
fluide nerveux, comme les cordiaux,
les céphaliques, foit en rendant le
fang plus coulant, & en irritant les
vaiffeaux, comme les eaux thermales, les fondants, &c. détermineront
le fang à couler par les vaiffeaux
directs dans un plus grand rapport,
que ne le comporte l'augmentation
générale de la vîteffe, & partant à
couler moins abondamment dans
les collatéraux, qu'on ne devoit
l'attendre de cette augmentation de
force.

48. Nous avons donc fait voir
jufqu'ici comment les médicaments
pouffés par les forces de la nature,
portent fur certaines parties plutôt
que fur d'autres, à raifon de leurs
principes méchaniques, comme leur
maffe, leur vîteffe, & à raifon de
la ftructure des parties, de la grandeur de leurs calibres, &c. Mais
ce qu'il y a de plus propre à la
queftion propofée, c'eft de faire
voir comment par leur propre vertu, ou par leurs principes phyfi-

ques, il agissent véritablement, &
non pas passivement, sur certaines
parties déterminées. Pour résoudre
ce problême, j'ai besoin d'avancer
certains principes, dont, faute d'un
assez grand nombre d'expériences,
je ne tirerai pas tout l'avantage qui
s'en peut tirer ; mais peut-être don-
nerai-je occasion à d'autres de le
faire.

49. Les parties solides du corps
humain ont chacune une gravité
spécifique différente. M. Hamberger
qui avoit besoin de la même pro-
position, se contenta pour s'assurer de cette vérité, de peser ces
parties d'abord avec leurs sucs ou
fraîches , & ensuite desséchées ou
dépourvues de quelque humidité,
& ces derniers poids parurent à peu
près représenter les gravités spécifiques des solides. Il me paroît qu'il
y a un moyen beaucoup plus sûr
que celui-là, qui consiste à peser
dans l'air & ensuite dans l'eau
chaque partie : & c'est ainsi que
j'ai trouvé les pesanteurs spécifiques de chaque partie, relative-

ment à celle de l'eau, que je prenois de 1000. degrés.

Os.	1656
Foie.	1083
Peau.	1067
Glande thyroïdienne	1065
Boyau ileum	1058
Cœur.	1020
Glandes furrenales.	1011
Glande fublinguale.	1007
Boyau colon.	1001
Eau commune	1000
Rein.	1050
Mufcle couturier.	1049
Ratte.	1044
Glande maxillaire.	1043
Glande parotide.	1034

Axonge de la peau	0	
Glandes des mamelles	0	
Poumon.	0	Surnagent à l'eau.
Méfantere.	0	
Thymus.	0	

Le cadavre d'une femme a fourni toutes ces parties, excepté l'os.

50. Les fluides du corps humain

ont chacun une gravité spécifique différente, & qui approche le plus dans chacun de la gravité spécifique du viscere, qui est destiné à le séparer du sang.

51. Pour trouver ces gravités spécifiques, j'ai placé ces fluides ensemble dans un tuyau de verre, de trois lignes de diametre, long de deux pieds, & j'ai vu l'ordre dans lequel ils surnageoient, les plus légers au-dessus des plus pesants; d'autre part, j'ai réitéré les expériences faites par Mr. Silberling, en pesant une bale d'ivoire successivement dans chacune de ces liqueurs, & observant quel poids elle y perdroit.

Sang humain.	281
Lait de femme écrêmé. .	277
Lymphe.	274
Bile.	272
Urine.	271
Salive.	267
Eau de fontaine. . . .	261
Créme du lait de femme.	255

52. Si maintenant on compare, la gravité spécifique des humeurs à celle des glandes ou des viſceres qui les ſéparent du ſang, ne comptant ni le lait, ni la lymphe, on trouvera que les plus peſants ſe ſéparent dans les viſceres ſpécifiquement plus peſants, ſi on excepte les mamelles, dont les glandes ne peuvent être bien dépouillées de la graiſſe qui en augmente la légéreté.

Gravités ſpécifiques.

Du Foie.	1083
Du Rein.	1050
Des parotides.	1034
Du Sain-doux.	912
Bile.	274
Urine.	272
Salive.	264
Graiſſe.	232

Et comme on n'a pas les autres humeurs du corps humain en aſſez grande quantité pour en faire les expériences, on peut conjecturer qu'elles fuivent le même rapport.

53. Suivant les loix de la cohé-
fion, les fluides adherent aux folides, dont la gravité fpécifique eft
la même, ou plus grande que la
leur (*h*), d'où il s'enfuit que les
molécules hétérogenes répandues
dans la maffe du fang, & portées
dans les tuyaux fécrétoires, où l'impétuofité de la circulation ralentie
laiffe agir l'attraction, feront déterminées à couler dans les tuyaux
fécrétoires des vifceres de la gravité fpécifique la plus approchante
de la leur; & cela avec d'autant
plus de force, que ces tuyaux feront plus capillaires, pourvu toute-
fois que leur diametre ne foit pas
plus petit que celui de ces molécules. On peut voir fur cela la fa-
vante Differtation (*i*) du célebre
Profeffeur Mr. Hamberger.

(*h*) Mr. Hamberger, *El. ment. phyfic.
cap.* 3. *d cohafione Corporum.* §. CLVII.
&c.

(*i*) Sur la méchanique des Sécrétions.

54. D'où il fuit que les molécules des médicaments agiront fur
ceux des vaiffeaux fécrétoires du
corps humain avec lefquels ils ont
le plus d'affinité à raifon de leur
gravité fpécifique : car trouvant 1°.
dans ces vaiffeaux un calibre proportionné à leur volume, le contact, & par conféquent la force

---

Bourdeaux, 1746. Ces loix font fondées
fur ce principe 1. d'expérience que la force avec laquelle deux corps adherent eft
proportionnée au nombre de points par
lefquels il fe touchent, d'où il s'enfuit
2, qu'entre deux corps folides l'adhéfion eft
proportionnée aux furfaces touchantes, 3.
& à leur gravité fpécifique, 4 de même
qu'à l'affinité des figures de leurs molécules, parce que les points, ou facettes
touchantes font en plus grand nombre
quand les molécules quadrent enfemble,
comme un cylindre dans un anneau, que
quand elles ne quadrent pas, comme un
parallelipipede dans un anneau. Cette affinité des figures eft encore relative aux
grandeurs refpectives des molécules & des
pores dans lefquels elles doivent s'infinuer,
ces pores multiplient extrêmement les furfaces contingentes, & ainfi l'action d'un
corps fur un autre dont il peut pénétrer
les interftices en devient beaucoup plus

d'adhéfion en fera plus puiffante,
(20. not.) 2°. Cette force fait entrer plus avant les fluides dans les
vaiffeaux capillaires , & par conféquent aidée de la force de la circulation , elle excitera une fécrétion
plus abondante. 3°. Les molécules
des fluides, de même denfité que
les vaiffeaux , toutes fphériques qu'elles foient, pouvant s'adapter à des
foffettes que le microfcope fait dé-

---

grande que s'il ne touchoit qu'à la furface externe. 5. Les fluides ont la propriété
de s'adapter à la furface des folides &
de s'infinuer dans leurs interftices, ce
que les folides entr'eux ne peuvent faire ;
mais les fluides n'adherent fenfiblement
aux folides , que quand ces folides
ont une gravité fpécifique auffi grande
ou plus grande que la leur; ainfi l'eau
adhere à nos chairs aux métaux, 7. mais
les fluides n'adherent pas aux folides dont
la gravité fpécifique eft plus grande que
la leur, parce que leurs molécules doivent adhérer alors plus fortement entr'elles,
comme y trouvant plus de points de contact, qu'elles n'adherent à des folides plus
légers. Ainfi le vif-argent n'adhere pas au
bois , à nos chairs, ni l'eau au vernis, à
la toile cirée.

couvrir dans la furface des corps les plus liffes, y touchent par un plus grand nombre de points, qu'elles ne fe touchent entr'elles, & partant doivent adhérer à ces folides, les humecter, s'infinuer dans leurs cavités, à l'exclufion de celles qui ont une gravité fpécifique différente. C'eft ainfi que le vif-argent adhere à l'or & le pénetre, s'y amalgame, quoique les pores de l'or foient bien étroits, & n'adhere pas au bois, quoiqu'il ait les pores bien plus ouverts; mais ne préfentant pas, faute de denfité, le même nombre des points de contact. (38. not.)

55. Les réfines font des corps fulphureux ou des huiles épaiffies, qui par leurs parties oléagincufes qui y prédominent, ont une gravité fpécifique inférieure à celle de l'eau; (κ) ainfi l'eau n'y adhere pas, ni par conféquent ne peut les

---

(k) Je ne parle pas de la gravité fpécifique de la réfine en maffe, mais de celle de fes parties huileufes.

pénétrer ; mais les fluides d'une gravité spécifique, moindre ou égale, comme les liqueurs spiritueuses, huileuses, savonneuses, les doivent humecter, pénétrer, diffoudre, parce qu'elles y adherent.

Réciproquement les gommes font des feves des végétaux épaiffies, chargées de parties mucilagineuses de même gravité spécifique que l'eau, ou à peu près, & dont les molécules par leur figure ont vraifemblablement plus de convenance avec celles des menftrues aqueux, qu'avec les molécules des menftrues huileux ; & par ces raifons les molécules aqueufes doivent adhérer aux gommes, les humecter, les diffoudre, ce que ne font pas les huileux.

Parmi nos liqueurs, il y en a qui font plus gommeufes, comme la falive, & l'eau les diffout ; d'autres font plus réfineufes, telle que la bile (dont les calculs furnagent à l'eau, & brûlent comme les réfines) & celles-ci fe diffolvent par les menftrues fulphureux, favonneux ; ainfi les médicaments qui ont le plus d'affinité avec certaines humeurs féparant plus abondamment dans leurs couloirs que dans les autres, s'uniront avec ces mêmes humeurs, les pénétreront, & y produiront des changements dont les autres font exemptes.

56. Les fels, fur-tout les alkalis, font, comme on dit, les aimants de l'eau ; celui de tartre a la force de retenir deux fois fon poids de ce menftrue (l) & quoique l'humidité foit répandue dans l'air, il la fait venir à lui en l'attirant de proche en proche, ou comme un aimant attire des bales de fer rangées l'une à la fuite de l'autre ; les médicaments falins s'uniffent donc avec l'eau, ou avec la partie féreufe de nos humeurs, plutôt qu'avec les autres ; & comme les larmes, l'urine, & la tranfpiration ont plus de cette férofité aqueufe, ces médicaments rendront les larmes, la tranfpiration & l'u-

____

(l) Boerhaave. *Chemia.* Tom. I.

rine plus faumurées. C'eft ce que nous voyons arriver par l'ufage des médicaments, & fur-tout des aliments trop falés; aufli les perfonnes qui font travaillées de l'ophtalmie, provenant de cette caufe, fentent une falure bien marquée dans leurs larmes & dans leur urine; les mêmes aliments falés l'augmentent, & les mêmes délayants qui lefflivent le fang, l'emportent; les molécules d'huile adherent entr'elles plus qu'elles ne le font avec l'eau, parce que n'étant pas un fluide fi pur que l'eau, elle a bien des parties fibreufes mêlées aux globuleufes: or il y a exceffivement plus de contact entre deux fibres ou deux lignes, qu'entre deux globules ou deux points géométriques; par cette raifon, les gouttes d'huile ne s'étendent pas dans l'eau, mais elles y confervent leur fphéricité, à cela près que la gravité les applattit un peu: or on fait qu'affociées par le mélange avec des fels, fur-tout avec des alkalis, (dont les petites parcelles font taillées apparemment

en facettes comme toutes les molécules fenfibles des fels concrets)
elles s'uniffent aifément par leur intermede à l'huile, d'où il réfulte
des favons.

57. Les favons ont la propriété
de fe diffoudre dans l'eau & dans
l'huile, de favorifer le mélange ou
la diffolution de ces deux fluides,
& par-là de fervir à diffoudre bien
des matieres hétérogenes : c'eft ainfi
que la bile, la falive diffolvent
les aliments. Mais comme toutes
nos humeurs ne font pas également
favonneufes, auffi les médicaments
favonneux ne s'uniffent pas à toutes
fi intimement ; & comme ils n'a-
giffent phyfiquement qu'en adhérant, il n'agiffent pas auffi fur toutes indiftinctement ; ainfi le favon
commun diffout certains calculs de
la veffie urinaire ; on ne voit pas
qu'il diffolve le tartre des dents,
ni les petits calculs rouges des reins,
la force d'un diffolvant étant toujours relative à la difpofition du
corps qu'il doit diffoudre, c'eft-à-
dire, dépendant de l'affinité qui

fe trouve entr'eux, relativement aux points du contact.

58. L'eau de pluie diffout facilement le favon ; mais les eaux minérales vitrioliques le laiffent grumeler : ainfi ces eaux peuvent bien délayer l'urine, mais elles ne diffoudront point fi aifément des fluides favonneux & réfineux, ce que des délayants mucilagineux, comme l'eau de poulet, peuvent faire auffi dans les maladies aiguës ; on fe trouve mieux des délayants mucilagineux que des eaux vitrioliques.

59. La plupart des végétaux ont des fucs, ou gommeux, ou réfineux, ou falins ou favonneux, defquels la gravité fpécifique eft à peu près la même que celle de nos fluides, & un peu moindre que celle de la plupart de nos folides, & entre ces rapports il y a dans les individus des différences infinies ; auffi la plupart des végétaux fourniffent des fucs médicamenteux ou venimeux, c'eft-à-dire, qu'ils peuvent faire des changements fenfibles fur nos fluides & fur nos folides, mais

plus sur les uns & moins sur les autres.

La plupart des minéraux ont une gravité spécifique plus grande que celle de nos solides même ; celle de l'os de mouton est à celle de l'étain (le métal le plus léger qui soit d'usage en Médecine) comme 2222. à 7320. ou 1. à 3. & ainsi les médicaments métalliques ne peuvent, sous cette forme, agir sur nous physiquement ; (*m*) ils peuvent seulement agir comme des instruments ; mais la préparation chymique altere beaucoup la gravité spécifique de ces métaux : c'est ainsi que le vert-de-gris est au cuivre, d'où on le tire, comme 1714. à 9000. ou environ six fois moins pesant, & par-là de gravité spécifi-

----

(*m*) Parce que les corps n'agissent proprement qu'en adhérant, l'adhésion étant un principe de mouvement, & partant d'action ; les instruments ne sont pas actifs, ils n'ont point de principe d'action, ils l'empruntent d'ailleurs.

que moindre que nos os. Le fel d'acier
eft à l'acier comme 1430. à 7738. Le
vitriol de mars eft au mars comme
1880. à 7645. & quand on vient à
diffoudre les vitriols de différents métaux dans des menftrues beaucoup
plus légers, aqueux ou favonneux,
les molécules du mélange acquie-
rent une gravité fpécifique encore
moindre. Le miel qui contient des
parties de fer, felon les obfervations
de l'Académie Royale, eft fpéci-
fiquement plus léger que l'os de
mouton dans le rapport de 1450. à
2222. ainfi les métaux les plus den-
fes peuvent nous fournir des prépa-
rations à portée d'agir fur nos parties, d'autant mieux qu'il fe trouve dans nos fluides même des molécules, dont la gravité fpécifique
excede de beaucoup celle des autres ; ne fût-ce que les particules de
fer, que Mr. Menghini a tirées fi
fouvent de la partie rouge du fang
humain. (*n*)

(*n*) Mém. de l'Académie de Boulogne,
Vol. 2.

60. Les médicaments mêlés avec nos fluides, peuvent en changer la gravité spécifique, & par-là donner occasion à certaines humeurs de se séparer plus abondamment dans leurs couloirs, selon les expériences de Mr. Silbering.

Le Sang pur a une gravité spécifique. 278

Ce Sang chargé sur trois onces d'une dragme d'arcanum duplicatum. . . 286

De Cinabre d'Antimoine. . 285

De Sel de Saignette. . 284

De Sel admirable de Glauber. 283

D'Essence d'Absinthe. . 276

D'Essence de Castoreum. . 277

D'Esprit de Vin rectifié. . 277

De Teinture de Vitriol de Mars. 267

De Racine d'Ipecacuanha. 280

De trois grains de Poudre des Chartreux. . . 280

De Tartre stibié. . . 279

Il suit de ces expériences, que le sel marin, l'arcanum duplicatum, le cinabre, le sel de Saignette, le fel admirable de Glauber, celui de la fontaine de Sedliz, l'ipecacuanha, la poudre des Chartreux, le tartre stibie diminuent la gravité fpécifique du fang; & parmi ceux-là, le nitre & l'arcanum duplicatum le rendent ponceau.

61. Au contraire l'efprit de vin, & les remedes dans lefquels il entre, l'effence d'abfinthe, l'effence de caftor, l'efprit de vin rectifié le rendent plus denfe, plus gluant & plus brun, fur-tout la teinture de vitriol de Mars de Ludovicus qui le rend noirâtre.

62. Nous pouvons conclure d'après ces principes & ces expériences, 1°. que les médicaments peuvent faire augmenter certaines fécrétions, & en déterminer d'autres, foit parce qu'ils fourniffent au fang plus de parties analogues à certaines humeurs; ainfi les amers, l'aloës, le fuc de la gentiane, de l'aulnée, du petit chêne, de la rhubarbe, &c. par leur affinité avec la bile, en augmentent la fécrétion; cette dernie-re laiffant diffoudre à la férofité ce

qu'elle

qu'elle a de gommeux & de falin,
teindra de fa couleur jaune l'urine;
& ce qu'elle a de réfineux, rendra
la bile plus coulante & plus co-
pieufe : il en eft de même des autres médicaments cholagogues. 2°.
Les médicaments lixiviels, comme
les cendres de geneft, de feve, le
fel d'abfinthe, de chardon béni, attirant fortement les férofités aqueufes, & s'y uniffant, augmenteront
l'affinité que certaines molécules ont
avec le couloir des reins, eu égard
à la gravité fpécifique, & détermineront les férofités à couler par
les voies urinaires, après avoir diffous les parties vifqueufes du fang
& de la lymphe, & avoir obligé
par leurs irritations les vaiffeaux à
battre avec plus de vîteffe : C'eft là
l'effet de ces fels & de tous les médicaments qui contiennent des fels ti-
rans fur l'alkali, comme la plupart des infectes, les cloportes, les
abeilles, les écreviffes. 3°. Ceux qui
condenfent la partie rouge du fang,
ainfi que les acides minéraux, l'efprit de fel, de foufre augmentant

le resserrement mutuel de ses parties, sans augmenter celui de la
lymphe, feront exprimer cette lymphe du tissu du sang, & ainsi dégagée
d'un fluide plus visqueux qu'elle,
toutes les sécrétions aqueuses, & sur-
tout l'urine, les fluides qui coulent des yeux dans le sac nasal, en
profiteront : c'est ainsi que les diurétiques froids portent leur impulsion
sur ces organes, & non sur les autres : c'est ainsi que le sang venant à se coaguler dans la poëlette,
exprime la sérosité à mesure qu'il
se resserre ; les parties adherent plus
fortement entr'elles, quand le mouvement de circulation les laisse en
liberté, qu'elles n'adherent à celles
de la lymphe qui est plus coulante.

63. Certains médicaments épais-
sissent la salive, la lymphe, & ne
font pas cet effet sur l'urine, la
transpiration ; tel est l'esprit de vin,
parce qu'il augmente l'adhésion des
parties mucilagineuses des liqueurs
qui en ont beaucoup : au lieu que
l'urine en a fort peu : ainsi ils ex-

citent la soif, augmentent la chaleur, rendent les fibres plus compactes, & par-là, à la longue,
moins susceptibles de sentiment. C'est
en rapprochant ainsi les fibres des
solides & des fluides, que l'esprit
de vin resserre les chairs, les rend
plus compactes, qu'il empêche dans
les fluides mucilagineux le mouvement intestin qui les fait pourrir.

64. Selon les expériences de Mr.
Hamberger, de tous les couloirs la
substance corticale du cerveau a le
moins de gravité spécifique ; & comme la gravité spécifique des humeurs
répond à celle de leurs couloirs, il
est très-vraisemblable que le fluide
nerveux est aussi de toutes nos humeurs celle qui a le plus de légéreté.
Ce fluide est l'organe des forces
mouvantes & du sentiment ; plusieurs expériences électriques portent
à penser qu'il est analogue au fluide même électrique (ainsi que d'autres l'ont pensé) ou à la matiere
de la lumiere, comme le croit
Newton, ou à une matiere très-

volatile & très-active, de quelque façon qu'on veuille l'appeller. N'est-il pas vraisemblable que les médicaments aromatiques, spiritueux, céphaliques, qui répandent au loin des émanations odoriférantes, d'une activité & d'une légéreté inconcevable, peuvent réparer les parties du fluide nerveux, en s'insinuant immédiatement dans la sustance médullaire des nerfs à cause de l'affinité des gravités spécifiques? Et n'est-ce pas par cette raison, qu'une liqueur spiritueuse, comme l'eau sans pareille, un aromate, comme l'huile de canelle, le vin des Canaries, &c. réparent sur le champ les forces vitales & animales, augmentent l'activité, la présence d'esprit, le courage? Le camphre, les huiles éthérées, & les esprits inflammables qu'on tire de la plupart de ces médicaments, ne sont-ils pas remplis de parties analogues au fluide nerveux, s'il est igné & électrique? Et n'est-ce pas de cette façon qu'agissent les céphaliques & les cordiaux?

65. J'ai fait des expériences pour connoître combien certains médicaments augmentent la fluidité de nos humeurs, ou en diminuent la viscosité. J'ai pesé un nombre donné de gouttes de chaque liqueur toute pure, & ensuite y ayant mêlé des sels & autres médicaments, (*o*) j'ai trouvé que quelquefois le même

---

(*o*) Un grain d'opium dissous par Mr. Hamberger dans 21660. grains d'eau, la rend plus coulante d'un dixieme, & quoiqu'on y dissolve plus d'opium, l'eau n'en devient pas plus coulante : si on emploie de la teinture d'opium faite par l'esprit de vin, la fluidité de l'eau diminue d'un trente huitieme. On s'est trop pressé de former des régles générales sur des expériences particulieres ; voici de quoi démentir ces régles : le vinaigre rend le sang & la lymphe plus coulante, tandis que l'esprit de vinaigre rend celle-ci moins coulante: Donc de ce qu'un liquide est acide il ne s'ensuit pas qu'il coagule nos humeurs, ou au moins nos différentes humeurs. Les eaux de Bagnere verdissent le Syrop rosat, propriété des alkalis, bouillies pourtant avec du lait elles le coagulent, mêlées fraîches avec le sang elles le condensent, donc tous les alkalis ne divisent pas nos humeurs. Si quand on fait le sucre il tombe une

nombre de gouttes pefoit davantage, c'eft-à-dire, que chaque goutte étoit plus groffe à raifon de la vifcofité du fluide augmenté; y ayant ajouté les médicaments, elles pefoient moins, la vifcofité du fluide étant diminuée.

66. Je me fuis fait tirer du fang, & ayant pris quatre bouteilles égales; dans l'une j'ai mis la moitié d'eau chargée de nitre; dans l'autre autant de vinaigre rouge; dans la troifieme de l'eau pure, & rien dans la quatrieme: enfuite j'ai rempli toutes ces bouteilles de fang au fortir de la veine, & fix heures après j'ai trouvé le fang pur coagulé, fans aucune goutte de férofité; je l'ai rendu liquide en le paffant au travers d'un linge, & j'ai compté 100. gouttes.

Le Sang pur a pefé . . 240 gr.
Mêlé à l'eau nitrée . . 192

---

goutte de vinaigre ou autre acide dans la mêlaffe, on ne peut plus donner au fucre la confiftance ferme qu'il doit avoir, &c.

Avec l'eau commune . 219
Avec la lymphe d'un autre 193
Avec du vinaigre. . . 162
La férofité toute feule. . 190

67. D'où il fuit que le vinaigre rend le fang plus coulant que ne le fait la férofité dans le rapport de 16. à 19. (*p*)

La férofité eft plus coulante que

(*p*) Ayant fait couler du fang de la veine d'un pleurétique dans deux poëlettes, dans l'une defquelles j'avois mis demi-once de vinaigre, celui-ci a été diffous & toujours coulant, celui de la poëlettte où je n'avois rien mis a été couvert d'une coëne de cinq lignes d'épaiffeur & fort coagulé.

La vifcofité du fang diminue par le mêlange du nitre dans le rapport de 24. à 19. cependant le nitre rafraîchit pris intérieurement, donc de ce qu'un fel rafraîchit le fang, il ne s'enfuit pas qu'il le coagule, ou de ce qu'un fel rend le fang plus coulant, il ne s'enfuit pas qu'il l'échauffe. Si on mêle du fel alkali volatil du fang avec de fort vinaigre, il fe fait une effervefcence, & cependant nonobftant ce violent mouvement inteftin ce mêlange eft très-froid, (Slare tranf. Philof.) une livre de vinaigre diftillé mêlée avec une livre de fublimé cor-

le mélange de fang & de féroſité
dans le rapport de 190. à 193. plus
que le mélange de ſang & d'eau
dans le rapport de 190. à 219. & ce
mélange plus que le ſang pur dans
le rapport de 219 à 240. Au ſurplus le ſang nitré étoit coulant &
ponceau, celui qui contenoit du
vinaigre, étoit coulant & noirâtre.

D'où il ſuit, que ſi le nitre & le
vinaigre font, étant pris intérieurement, le même effet qu'étant mêlés immédiatement avec le ſang hors
du corps, ils rendront la circulation plus aiſée, ſujette à de moindres frottements, & par conſéquent

---

roſif & de ſel armoniac, fait un tout
qui ſur le champ devient froid à glacer,
parce que les parties de feu s'évaporent,
auſſi-bien ſi on préſente la boule du ther-
momettre à la vapeur qui ſort de ce mêlange, on verra l'eſprit de vin s'élever
notablement. (Mém. de l'Académ. *d. l. ci-*
mento, & Boerhaave, *chym.* pag. 200.) Le
célebre Stahl avoit donc tort de conclurre
delà que le nitre rafraîchit, qu'il coagule le
ſang. Voyez ſur ce ſujet la diſſert. de M.
Volmar, *an nitrum coagulet ſanguinem.* À
Strasbourg.

à concevoir une moindre chaleur. De plus, les autres acides détruifent l'alkalefcence des humeurs, comme les acides adouciffent les alkalis (q) & les changent en des fels neutres prefque infipides, ils empêcheront le picottement, & en conféquence la chaleur que ces picottements occafionnent ; il agiront donc d'autant plus fur certaines humeurs, telles que l'urine & la bile, qu'elles font plus difpofées à s'alkalifer que ne le font les autres.

Il fuit encore de ces expériences, que les acides qui, comme le vinaigre, le fuc de limon, &c. coagulent le lait, ne laiffent pas de rendre le fang plus coulant ; ainfi les mêmes médicaments affectent certains fluides plutôt que d'autres, en agiffant fur eux de différentes façons.

(q) Boerhaave, *Elem.* Tom. II. pag. 252. *Ex alkali & acido acerrimis caufticis lolá mi celâ ftatim nafcitur, fal neuter blandus frigefaciens, nullo modo rodens: ut nitrum regeneratum.*

D 5

68. De pareilles expériences, fort oppofées aux opinions anciennes, prouvent encore que l'opium, bien-loin de coaguler le fang, le rend notablement plus coulant; le fuc de ftramonium, de jufquiame, la teinture de faffran, & autres narcotiques produifent le même effet, il faudroit plus de temps & d'expériences que je n'en ai, pour rechercher par quelles raifons ils calment les douleurs & procurent le fommeil; mais s'ils rendent la circulation plus aifée, s'ils rendent certaines molécules du fang ou de la lymphe affez fines pour s'engager dans les orifices des tuyaux nerveux, & empêcher pour un temps la fécrétion du fluide nerveux, on pourra concevoir comment ils produifent ces effets, comment ils augmentent la rougeur de la peau, la tranfpiration, &c. Il reftera pourtant toujours des obfcurités impénétrables fur ce fujet.

L'intérieur des poumons eft enduit d'une mucofité qui furnage à l'eau comme la morve, comme la mu-

cosité qui enduit les uréteres, la
vessie, l'uréthre & les gros boyaux;
ce qui porte à croire que les membranes internes de ces parties sont
d'une gravité spécifique bien petite.
Les observations sur la gravité du
colum, de la glande souslinguale
qui sépare une pareille mucosité, le
font conjecturer; mais parmi ces
différents sucs, (r) il y en a qui
vraisemblablement ont plus d'affinité entre eux qu'avec les autres,
& l'expérience seule peut le décider.
Il est vraisemblable que l'affinité
entre la mucosité des voies urinaires & celle des bronches, est plus
grande; de-là vient apparemment que
les mêmes médicaments qui adoucissent les urines, adoucissent aussi
les crachats; ceux qui calment l'ar-

(r) La cire des oreilles a l'amertume &
la couleur approchante de celle de la bile;
mais si on l'approche de l'écume que forme la lymphe des Hydropiques, ou l'u-
rine récente, on verra cette écume se
porter bien plus rapidement vers cette
cire, se dissoudre & pétiller plus vivement,
que si on la touche avec de la bile.

D 6

deur d'urine, calment la toux, ou, ce qui revient au même, réparent la mucosité de tous ces organes, quand elle vient à manquer ou à s'altérer : aussi font-ce des médicaments mucilagineux, tels que les jujubes, dattes, raisins de panse, sucre d'orge, réglisse, mauve, guimauve, &c. qui produisent ces bons effets.

69. Si on connoissoit mieux que nous ne faisons, ces analogies entre les différentes parties, leurs humeurs & leurs remedes, on en seroit, ce me semble, conduit avec plus de sureté dans la pratique de la Médecine ; mais on ne fait pas assez d'expériences, & on se livre trop aux préjugés récents. Le ridicule qu'on a voulu jetter sur nos anciens Maîtres au sujet des vertus spécifiques des médicaments, qu'on regardoit comme des qualités occultes, nous éloigne beaucoup de la théorie qui nous conduiroit à les admettre ; cependant on entrevoit à travers les ténebres, dont cette matiere est encore enveloppée, que

ces Anciens, avec le seul bon sens
& sans grande théorie, avoient observé que certains médicaments portoient plus à la tête comme les céphaliques, narcotiques ; d'autres
aux poumons & à la vessie, comme les incrassants, les béchiques ;
quelques-uns à la rate & au foie,
comme les spléniques & les hépati-
ques ; qu'il y en avoit de purgatifs
& d'émétiques ; & que parmi les
purgatifs, quelques autres entraî-
noient la sérosité plus abondamment
que d'autres, & quelques-uns la
bile ; qu'en un mot, ils affectent
certaines parties préférablement à
d'autres.

N'est-ce pas par la même raison,
que certains venins portent leur
impression sur des parties déterminées ? La morsure du serpent à
sonnette cause la péripneumonie,
au rapport de *Catesby*, & le *se-
neka* (ʃ) qui guérit cette péripneu-

(ʃ) J'ai fait couler même quantité de
sang de la veine d'un pleurétique dans sept
petites bouteilles égales, dans chacune des-

monie, guérit les autres, selon les obfervations de Mr. *Tenent* réitérées en partie à Paris. Le venin de la vipere caufe la jauniffe, le venin des cantharides excide l'ardeur d'urine & le priapifme. On

---

quelles j'avois mis même volume d'une autre liqueur, favoir, 1. de l'eau pure, 2. de l'eau nitrée, 3. de l'infufion de faffafras, 4. de l'infufion de racine de feneka, 5. du vinaigre, 6. de la teinture de fafran de mars, 7. de la folution du fel ammoniac. (le Thermometre étoit au 10. degré) Le mêlange dans chaque bouteille étant cenfé de mille parties, la quantité coagulée qui fe trouve dans ces bouteilles étoit dans les rapports fuivants : 1re. bouteille 600; 2e. 143. 3e. 500. 4e. 875. 5e. 100. 6e. 333. 7e. 250. de la 3e. & 4e. expérience, il s'enfuit que le faffafras & le feneka qu'on croit être de grands diffolvants du fang le coagulent très-fortement dans la poëlette ainfi que le fafran de Mars, au lieu que le vinaigre & le nitre le diffolvent. Mr. de Marignac, Docteur en Médecine, ufa pendant un mois d'eau nitrée, & le fang qu'il fe fit tirer après cette expérience ne fut pas fi épais que celui qu'il s'étoit fait tirer auparavant, ce qui porte à croire que le nitre agit dans le corps fur le fang comme il agit dans la poëlette.

pourroit en citer beaucoup d'autres tirés de la claſſe des animaux. Le venin de la galle ne ſe ſépare que dans les glandes des mains & du reſte de la peau ; celui de la rage affecte les glandes mucilagineuſes du goſier ; celui de la vérole invétérée porte auſſi ſon impreſſion ſur le voile du palais, les cartilages du nez, & tout récent il affecte les glandes de l'urethre, des aines ; celui du ſcorbut s'attache aux gencives ; celui des écrouelles aux glandes du col & du méſentere, que j'ai trouvés de même gravité ſpécifique, ſi on en excepte la glande thyroïde, qui eſt le principal ſiege du gouëtre. Or nous avons vu que les venins ne different pas des médicaments dans leur maniere d'agir ; ainſi, puiſqu'ils affectent certaines parties déterminées, les médicaments qui, donnés mal à propos, font des venins, doivent les affecter auſſi.

70. Les vertus phyſiques & méchaniques des médicaments concourent à ce que leurs effets ſoient plus

fenfibles fur certaines parties que fur d'autres L'exemple rendra cette propofition fenfible. Le vif-argent s'allie, comme on fait, plus aifément avec la falive qu'avec d'autres liqueurs; c'eft avec cette humeur, faute de térébenthine, qu'on l'éteint quelquefois à force de le triturer dans le mortier; on le divife en fi petites molécules, que la loupe ne peut les diftinguer, quand par l'intermede de la falive on l'a allié avec trois fois fon poids de graiffe, alors chaque molécule de ce mélange fait un tout d'une gravité fpécifique moindre que notre peau, & qui adhere (38. not.) qui s'infinue même fans la preffion extérieure des mains dans le fang, & fe diftribue par la circulation dans toutes les parties; mais il eft bien certain que les molécules lancées par le cœur avec la même viteffe que le refte du fang, doivent méchaniquement faire dans les gros vaiffeaux, des effets qu'elles ne peuvent faire quand elles ont perdu leur mouvement, c'eft-à-dire, dans les petits, & que dans ceux-ci elles doivent ne pas s'allier indiſtinctement à toutes ſortes de liqueurs avec la même facilité, & que s'étant dépouillées par la chaleur des enveloppes graiſſeuſes qui les retenoient, elles peuvent de nouveau trouver dans les ſeules glandes ſalivaires un menſtrue propre à les éteindre, ou à les faire agir par leurs vertus phyſiques ; auſſi n'eſt-ce gueres que dans ces lieux, que le vif-argent produit ſes effets ſenſibles, & excite une ſalivation fétide, rongeant les extrêmités des vaiſſeaux, & dépurant par ce canal la maſſe du ſang. Voilà donc, que le même médicament excite méchaniquement de grandes chaleurs dans les gros vaiſſeaux, & diſſout dans les glandes ſalivaires les liqueurs par ſes vertus phyſiques.

71. Des terres abſorbantes, terreuſes ou crétacées étant avalées, ne trouvant des acides que dans l'eſtomach, & n'excitant d'efferveſcence qu'avec les acides, pourront agir ſeulement dans l'eſtomac ; & changer ces aigres en des ſels neutres,

ou en une maſſe qui au point de
ſaturation (*t*) eſt inſipide ; c'eſt ainſi
que du ſuc de limon dont on a ſoulé des coques d'œufs, forme une
pâte inſipide : or comme ces corps
terreux abſorbent dans leur tiſſu

(*t*) Quand un diſſolvant eſt chargé d'autant d'un ſel ou autre médicament qu'il
peut en porter en diſſolution , on dit qu'il en
eſt ſoulé. Si on en ajoute davantage, ce
ſurplus ſe précipite , ou s'allie dans le corps
avec d'autres diſſolvants ; ce qui peut produire de nouveaux effets en différentes parties , effets qui n'auroient point eu lieu,
ſi la doſe du médicament n'eût point paſſé
au-delà de la ſaturation. La plupart des
phénomenes chymiques dépendent de ce
principe ; chaque ſel ſe diſſout dans une
quantité déterminée d'eau : ſi on met plus
de ſel, il ſe précipite, la lymphe ſe diſſout
d'un dixieme par une doſe déterminée
d'opium , paſſé laquelle il n'y a pas de
diſſolution , & il ſurvient d'autres phénomenes ; ainſi le même médicament, à raiſon de ſa doſe en deçà ou en delà du point
de ſaturation de nos humeurs , peut affecter différentes parties : Le Laudanum à
baſſe doſe calme , à plus haute fait dormir , à plus haute encore jette dans la li-
pothymie , les ſueurs froides , &c. Il en eſt
de même des autres médicaments.

les acides fans fe diffoudre pour cela entiérement, (ainfi qu'un corps denfe & froid fe charge des parties ignées d'un corps chaud qu'il touche, fans fe diffoudre, & comme l'or peut s'amalgamer avec du vif-argent fans devenir coulant) ces mêmes terres abforbantes ne peuvent, à caufe de leur groffiéreté, paffer à travers les veines lactées, ni par conféquent agir dans le fang : Et voilà encore comment les propriétés mixtes des médicaments font qu'ils agiffent fur certaines parties plutôt que fur d'autres du corps humain.

72. On pourroit faire des volumes fur cette matiere, & expliquer pourquoi certains médicaments agiffent, les uns fur le bout de la langue, comme le fel marin ; les autres portent leur faveur du bout de la langue jufques fur le milieu, comme la gentiane ; d'autres affectent principalement la bafe, comme le concombre fauvage ; il en eft qui répandent leur faveur jufques dans le fond de l'œfophage,

comme l'abſinthe : & d'autres affectent fortement les arrieres-narines,
comme la moutarde, tandis qu'il
en eſt qui ne faiſant que peu ou
point d'impreſſion ſur ces parties,
ne laiſſent pas d'agir fortement ſur
les boyaux, comme la gomme gut-
te & le jalap, &c. Ne paroît-il pas
vraiſemblable d'après ce que nous
avons dit, que chacune de ces
parties a des glandes différentes, &
qui féparent différentes liqueurs,
dont les unes ſont propres à diſſoudre les parties actives de certains,
médicaments, & non les autres?
Les Anatomiſtes n'ont-ils pas obſervé, même ſur la langue, des
corpuſcules de différentes figures,
en filets, en champignons, en boutons, que certains Modernes regardent comme des corps glanduleux,
quoique d'autres les aient pris pour
des papilles nerveuſes.

L'expérience d'ailleurs nous fait
voir que les molécules des ſels n'excitent de ſaveur, qu'autant qu'elles ſont diſſoutes ; un morceau de
ſel pourra bien par ſa force mé-

chanique, c'est-à-dire, à raison de sa figure tranchante, servir à taillader la langue sur laquelle on le pressera, mais jamais sa vertu propre : sa saveur ne se fera sentir si la langue est seche, comme dans la sievre maligne, ou si elle est enduite d'une mucosité qui ne puisse dissoudre le sel, ou s'en laisser pénétrer ; de même que le vif-argent ne pourra adhérer à l'or s'il est vernissé, ni l'eau au fer s'il est sali de graisse.

73. Il resteroit à expliquer comment agissent les adstringents, mais les expériences que fit Mr. Petit, (Mém. de l'Acad. des Scienc. 1712.) nous en fournissent la matiere. Une once de chair couverte chaque jour de nouveau sel, comme d'alun, de vitriol, &c. diminue de poids le premier jour, parce que le sel n'étant pas encore dissous pour s'insinuer dans les vaisseaux, ne peut qu'attirer au dehors les liqueurs lymphatiques de cette chair, & cela durant le premier jour, & ainsi la chair diminue de poids ; mais le lende-

main la dissolution des sels conti-
nuant par les liqueurs que la chair
a fournies, ces sels sont assez di-
visés pour s'insinuer avec leurs dis-
solvants dans ces mêmes vaisseaux :
& ils doivent le faire, parce qu'é-
tant coulants & d'une gravité spécifique plus approchante de celle
des chairs, & y trouvant des tuyaux
capillaires, l'adhésion doit être plus
forte que ne l'étoit celle de la lymphe à leurs propres vaisseaux, &
ainsi ils s'insinuent dans les chairs,
ils en augmentent dans trois jours
le poids de trois ou quatre gros,
& en les condensant ils en pré-
viennent la putréfaction. On voit
par cet exemple, & par ceux que
nous avons rapportés ci-dessus, que
les parties dont les fluides n'auront
pas les propriétés de dissoudre les
sels, ni la densité convenable pour
les retenir, ne présenteront pas les
mêmes phénomenes; d'où il s'ensuit encore que des médicaments
peuvent agir sur certaines parties
plutôt que sur d'autres.

74. Quant aux stimulants & irri-

tants, les plus cauftiques, comme
la chaux, la pierre à cautere, l'efprit de nitre fumant, &c. Ils font
remplis de particules de feu & d'un
fel alkali, que l'humidité des chairs
diffout, & porte à une violente effervefcence, comme l'humidité de
l'air diffout le phofphore d'urine &
le fait brûler: or il eft bien évident
que fi on les applique fur des parties feches, ou qui ne tranfpirent
pas du tout, rien ne pourra les diffoudre ni les faire agir ; mais ap-
pliquées fur des parties humides &
vivantes, ces molécules adhérant
avec impétuofité aux fibres les plus
fines, s'infinuant dans leurs pores,
pourront les féparer, les déchirer ;
peut-être agiffent-elles auffi par la
force du coin, fi elles font roides
& pointues, comme on fuppofe communément que le font toutes les
molécules des médicaments irritants :
mais je crois qu'on abufe de cette
fuppofition, & que fi on ne raifonnoit que fur ce principe, il s'en-
fuivroit que les molécules de fels
qui ont le plus d'âcreté , comme

celles de fel marin, du vitriol, devroient avoir des angles aigus, au lieu qu'elles font prefque cubiques, & que celles qui font hériffées de pointes, ou faites en molettes d'éperon, comme le fel d'étain, doivent être fort âcres, ce qui eft démenti par l'expérience. (*u*)

75. Si l'adhéfion, ou, ce qui revient au même, la loi générale, felon laquelle les corps dans le contact tendent les uns vers les autres, donne la raifon de la plupart des phénomenes de l'économie animale, & fur-tout de l'action propre des médicaments, fommes-nous en droit de méprifer les anciens Maîtres, Hypocrate & Galien, de ce qu'ils expliquoient ces phénomenes par l'attraction ? & s'ils ont abufé de ce principe d'expérience, en lui attri-

---

(*u*) Les fluides les plus doux diffolvent, rongent fans ces pointes dures les corps les plus durs ; ainfi l'eau rouille le fer, l'huile d'œufs diffout le foufre vif qui réfifte à l'efprit de nitre, l'huile de cire diffout l'écorce rouge du corail, &c.

buant

buant des effets qui n'en dépendent pas, ne peut-on pas dire que bien des Modernes (*x*) abusent encore plus des principes de méchanique, en les appliquant mal-à-propos, ou s'en forgeant de contraires à la raison? Il ne resteroit qu'à réduire l'adhésion aux vrais principes méchaniques, comme Mrs. *Bernoulli*, *l'Abbé de Mollieres* ont tenté de le faire ; en attendant on peut le prendre pour principe d'expérience.

Multa renascentur qua jam ceci-
dere. Horat.

____

(*x*) *Suprà*, 29. not.

Fin de la Dissertation sur les
Médicaments.

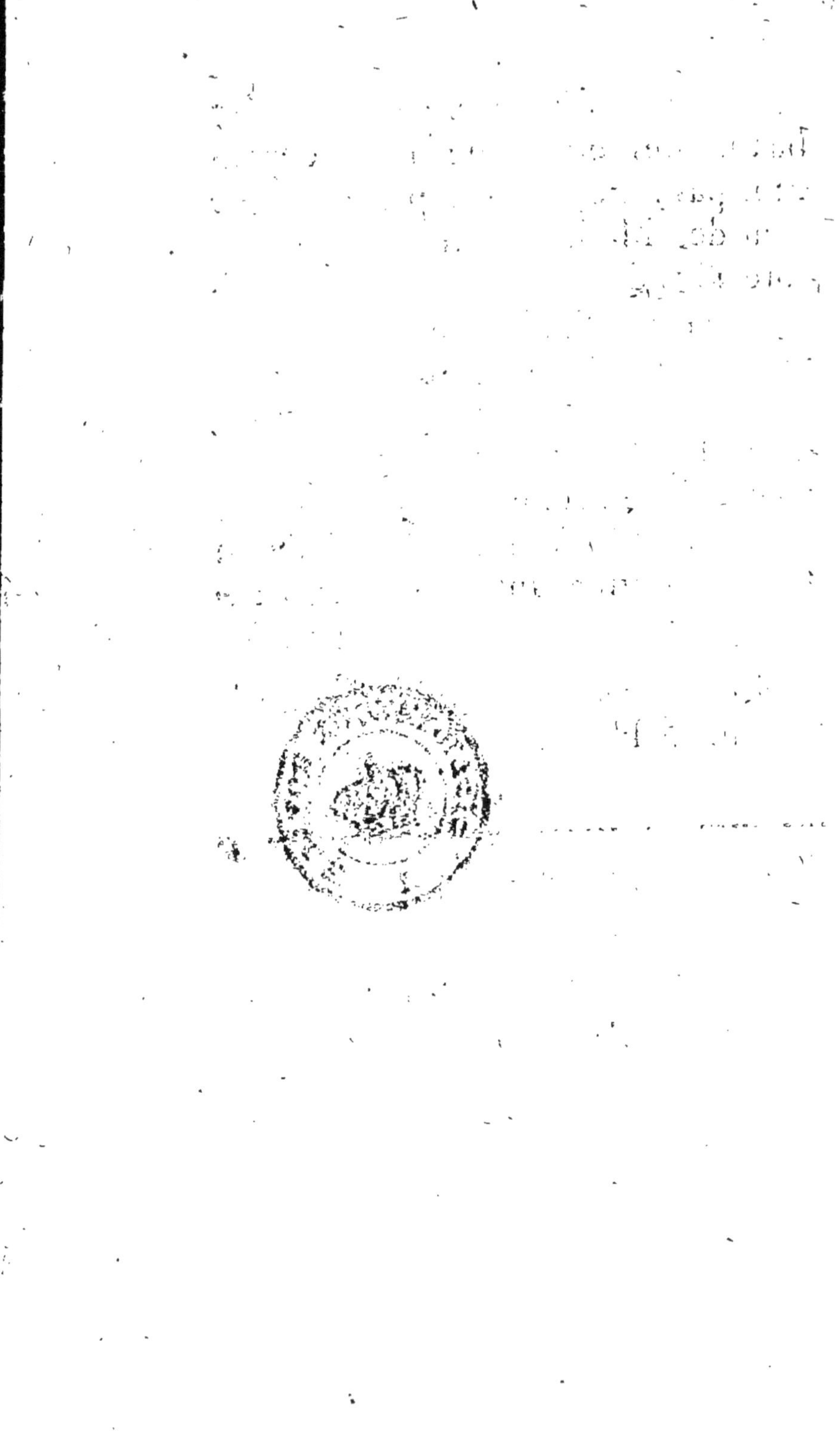

DISSERTATION

SUR

LES ANIMAUX VENIMEUX

DE FRANCE,

Composée en Latin par M. Boissier de Sauvages, Professeur de Médecine dans l'Université de Montpellier, Membre de presque toutes les Académies de l'Europe, &c.

Traduite en François & commentée par M. J. E. G***. Docteur de Montpellier, Aggrégé au College de Médecine de Lyon, Professeur de Botanique, &c.

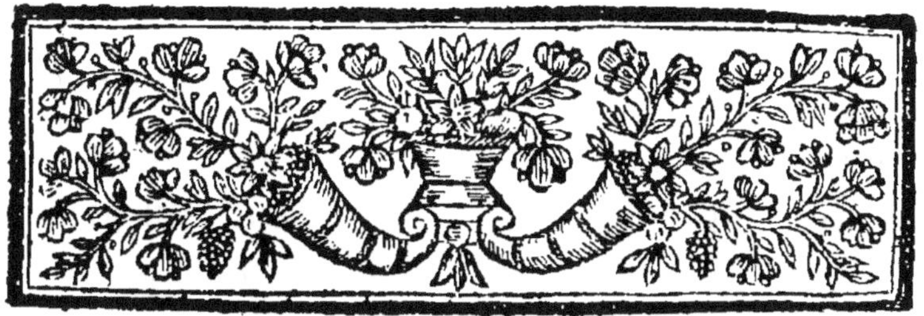

DISSERTATION

SUR

LES ANIMAUX VENIMEUX

DE FRANCE.

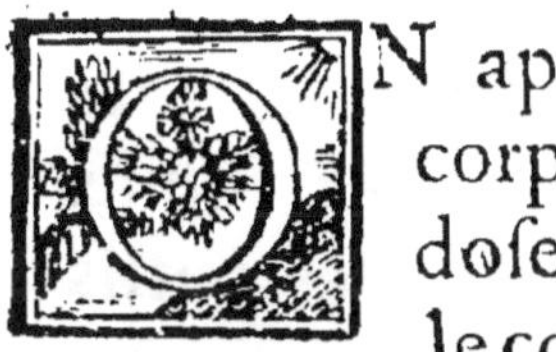N appelle Poiſons tous les corps qui, pris à petite doſe, peuvent exciter dans le corps humain de grands & funeſtes changements; en cela ils reſſemblent aux médicaments énergiques (1): en effet, les uns & les autres agiſſent par les principes phyſiques; les uns & les autres peuvent, pris en petite doſe, cauſer de gran-

---

(1) Voyez les Notes à la ſuite de la Diſſertation.

E 3

des révolutions; de sorte qu'on peut dire que si on ne les prescrit pas à certains malades avec précaution & selon les regles de l'Art, leur usage est dangéreux; ils sont sur-tout très-nuisibles à tous ceux qui jouissent d'une parfaite santé.

Les substances qui agissent par les principes physiques, s'offrent sous forme liquide: or les liquides des animaux ou des végétaux s'appellent humeurs ou sucs; on peut donc dire que les animaux vénéneux sont ceux dont les humeurs ont les propriétés des poisons, & que les plantes vénéneuses sont celles dont les sucs sont aussi des poisons. Les venins sont natifs ou accidentels; les natifs dans les animaux sont ceux qui leur ont été accordés par l'Etre Suprême, afin qu'ils pussent remplir leurs fonctions; mais les maladies leur causent des venins accidentels, appellés virus, ou humeurs virulentes; comme le syphilitique, le pestilentiel, le variolique, dont nous ne prétendons pas parler dans cette Dissertation.

Nous nous propofons feulement deux points de recherches : le premier confifte à déterminer quels font les animaux de France qui ont un venin natif, c'eft-à-dire, ceux dont les humeurs communiquées à nos corps par la morfure, les coups ou autrement, peuvent, en petite dofe, exciter de grands & funeftes changements.

Le fecond confifte à déterminer quels font le caractere & les antidotes des venins, véritablement obfervés dans les animaux de France.

PREMIERE PARTIE.

Quels font les animaux venimeux de France.

SI l'on ajoute foi aux Hiſtoires des anciens & aux opinions haſardées du vulgaire, le nombre des animaux vénéneux eſt très-grand : il n'y a aucune eſpece de ſerpent qui ne ſoit regardée comme dangereuſe. Ruiſch n'a-t-il pas avancé qu'il y avoit autant de poiſons que de genre de ſerpents, autant de peſte que d'eſpéce, autant de douleurs que de couleurs ? (*) Cette opinion fait regarder comme fabuleux ces Serpents bienfaiſants, appellés *Jacu, Acarga & Polanga*, qui, dans certains temps de l'année, entrent par troupe dans les maiſons des habitants

______

(*) *Serpentum tot venena quot genera, tot peſtes quot ſpecies, tot dolores quot colores.* RUISCH.

du Bresil & de l'Isle de Seilan, pour les purger des rats, des scorpions & des insectes non moins incommodes. Cette opinion ne permet pas non plus de croire que les femmes de Malabar portent en Eté dans leur sein, pour se rafraîchir, un fort joli serpent marquetté de noir & de blanc; & qu'il y a un Village en Languedoc, dans lequel les serpents servent de jouet aux enfants. Cependant, quoique sur ce sujet il y a plusieurs préjugés enracinés depuis plusieurs siecles (2), il est certain que la France nourrit très-peu d'animaux vénéneux; c'est ce que nous allons prouver, en examinant ceux que l'on a regardé comme dangereux.

Le régne animal contient six ordres; le premier nous présente les quadrupedes, le second les oiseaux, le troisieme les poissons, le quatrieme les amphibies, le cinquieme les insectes, enfin le sixieme nous offre les vers.

1°. Parmi les quadrupedes que l'on trouve en France, soit

qu'ils y soient naturels ou étrangers, on en a regardé quelques-
uns comme très-nuisibles ; entre
autres le Chat, l'Ours, le Singe,
le Tigre, le Loup-cervier ; mais
l'observation n'a jamais prouvé qu'ils
continssent rien de vénéneux. Ils ne
sont tels que par les maladies con-
tagieuses qui infectent leurs humeurs,
& dans ce sens il n'y a aucun animal plus dangereux que l'homme.
En effet, n'est-il pas attaqué de la
peste, de la rage, de la lepre,
du scorbut, de la petite vérole, de
la gale, du mal Napolitain, &c ?
Mais comme nous ne parlons que
des poisons natifs des animaux, &
non des virulences causées par les
maladies ou la corruption des humeurs, nous sommes en droit de
regarder comme préjugés tout ce que
l'on a avancé sur les qualités vénéneuses des animaux dont nous avons
fait mention ; ainsi, par exemple,
quoique l'on attribue au chat (3)
une respiration vénéneuse, nous
pouvons assurer que l'on ne doit
craindre que ses ongles & ses dents.

Le Porc - épic, qui eſt un ani-mal étranger, pourroit être regardé avec plus de raiſon comme vénéneux; (*) les piquants de cet animal péne-trent ſourdement les chairs, ſans que les malades s'en apperçoivent; ils gagnent peu à peu les viſceres, s'y figent & cauſent des fievres de lan-gueur, dont il n'eſt pas facile de déviner la cauſe & qui ſont ſouvent funeſtes : mais on ne peut appeller poiſon un inſtrument dont la ma-niere d'agir eſt purement méchani-que ; ces piquants ſont atténués & dentés au deſſous de la pointe; ils ſont contournés en vis, & les poin-tes des dents regardent la baſe. D'après cette conſtruction ſingulie-re, il eſt facile de comprendre la maniere d'agir de ces piquants. Dès qu'ils ont un peu percé les chairs, ils ne peuvent revenir; leur forme ſpirale favoriſant de jour en jour leurs progrès, ils avancent dans les

____

(*) Voyez les Mémoires de l'Académie de Paris, 1727, & les obſervations faites au Canada par M. Sarraſin.

chairs, percent les vaiſſeaux, s'engagent dans les viſceres, &c. Comme dans les dards du Porc-épic on
trouve les avantages du coin & du
vis, il n'eſt pas étonnant qu'une
force légere puiſſe ſurmonter de
grandes réſiſtances. Cependant, comme nous l'avons déja avancé, ces
piquants ne ſont point vénéneux : ſi
on vouloit les regarder comme tels,
on devroit mettre dans la claſſe des
poiſons, tous les inſtruments tranchants & piquants qui déchirent
les muſcles par les points dont ils
ſont hériſſés, qui bleſſent les tendons, les arteres, & qui par conſéquent cauſent les mêmes maux que
les dards du Parc-épic. Cette maniere de s'exprimer eſt certainement
très-éloignée du langage reçu. Le
Chat, le Tigre, le Loup-cervier,
l'Aigle, ont des ongles recourbés
qui finiſſent par une pointe très-
aiguë, mais ſans dents & ſans vis;
cependant ils piquent très-profondé-
ment, déchirent les chairs & cauſent des ſymptomes d'autant plus
fâcheux, que les parties bleſſées ſont

plus fenfibles & plus nerveufes; de ce genre font les tendons, la chair qui fe trouve fous les ongles, &c. Voilà l'origine de ce foupçon de poifon attribué aux griffes des animaux; mais comme leur maniere d'agir eft purement méchanique (4), on doit fe défaire de ces idées.

On trouve en Amérique des Chauve-fouris, qui, au rapport du célebre M. de la Condamine, (*) mordent les hommes & les brebis endormis, fans les éveiller, fucent leur fang qui continue de couler par la plaie qu'elles ont faite, ce ce qui affoiblit & épuife ceux qui ont été mordus. Cette maniere d'attaquer les animaux, a fait regarder ces Chauve-fouris vampires comme vénéneufes; mais des faignées répétées produiroient le même effet. Nous ne devons donc admirer que cette ouverture prefque infenfible de la peau, qui, comme la piquû-

____

(*) Mémoires de l'Académie des Sciences de Paris, 1747. Voyez auffi le Voyage du Pérou de M. de Ulloa.

re des fangfues & de certaines couleuvres de notre pays, n'eft pas capable d'éveiller un Payfan dans fon
premier fommeil.

Il eft plus difficile de laver les
rats du crime de poifon ; des obfervations fidelles femblent prouver
que les levres s'enflent, fe tuméfient
après que l'on a mangé des fruits
fecs qu'ils ont touchés : il eft d'ailleurs démontré que cet effet ne
peut être attribué à la leffive âcre
avec laquelle on prépare les raifins
confits, ni à la carie des noix, ni
au fuc laiteux & cauftique qui fe
trouve dans le pédicule des figues.
On peut croire que cette acrimonie
eft caufée par l'urine de ces animaux,
lorfqu'ils font en chaleur : fous les
mêmes circonftances celle des chats
devient âcre, puante & caufe des taches indélébiles ; il n'eft donc pas
étonnant que la langue & les levres,
qui font d'un tiffu délicat, s'enflent
(5) après l'application d'une leffive :
mais fi on veut appeller cette liqueur
un poifon, on fera en droit de donner le même nom à l'huile rance,

qui, appliquée fur les yeux, y caufe une plus grande ardeur, & qui, re-çuë dans l'eftomac, donne lieu à des cardialgies, aux naufées ; ce que cependant perfonne n'a encore ofé avancer ; car on ne doit appel-ler poifon que les corps qui, par les loix phyfiques, peuvent exciter, en petite dofe, de grands & de dan-gereux effets : or qui ne voit que l'on ne peut regarder tels de petits tubercules fur les levres ?

2°. Toute la claffe des oifeaux eft exempte de venin ; il n'en eft aucun qui n'entre dans nos aliments, fi on en excepte les Carnivores, en-core ne font-ils nuifibles que par leur bec & leurs ongles. Quant aux ex-créments de quelques-uns, comme des Hirondelles, des Colombes & de quelques autres, il eft vrai qu'ils font affez âcres pour occafionner des inflammations aux yeux, ce qui cer-tainement ne conftate pas leur qua-lité vénéneufe.

3°. Les poiffons peuvent nuire ou pris intérieurement, ou appliqués extérieurement : parmi ces derniers on peut ranger tous ceux qui font armés d'épines , de rayons piquants, de dents pointues & autres armes offenfives ; ajoutez encore la Torpille , quoiqu'elle n'ait point d'armes fenfibles.

La Torpille , ou la Raie toute liffe d'Artedi , *torpedo* en Latin, la Galline des Pêcheurs de Languedoc: ce poiffon a cela de fingulier , que fi on le touche avec les doigts , ou même avec un bâton , lorfqu'il eft vivant , il caufe un engourdiffement douloureux , affez femblable à la crampe ; ce mal , quoique paffager , eft cependant redoutable aux Pêcheurs. Le célebre Reaumur a examiné avec foin la ftructure de ce poiffon , qui eft commun à Agde & à Cette ; il a trouvé que le dos étoit couvert par deux mufcles vigoureux & épais , qui s'étendoient longitudinalement : lorfqu'ils fe contractent avec célérité , ils peuvent occafionner au bras une commotion affez forte pour caufer un engourdiffement , femblable à celui que l'on fent à la main lorfque le nerf du coude a été frappé. La même force cause au corps auquel on l'applique une commotion d'autant moins forte, que la masse du corps frappé est plus grande; (c'est ce que démontrent les Méchaniciens:) si donc la commotion causée par la Torpille peut se distribuer à tout le corps humain, & non uniquement à la main & à l'avant - bras, il est certain que chaque partie en sera moins affectée: or pour que cet effet ait lieu, il ne s'agit que de contracter fortement le bras, & de retenir sa respiration lorsqu'on touche la Torpille; alors le bras & le tronc forment un corps continu, à toutes les parties duquel les vibrations se communiquent. Dans ce cas on peut toucher la Torpille presque impunément, comme l'a enseigné Kempfer, & comme on s'en est assuré par plusieurs expériences.

Les Raies épineuses, réputées vénéneuses, sont les suivantes : 1°. la raie bouclée, cu la ronce, *Raya clavata* 1ᵃ. & 2ᵃ. de Rondelet; Artedi la nomme la raie à piquants,

à dents tuberculées, à cartilage tranf-
verfe fur le ventre : la feconde
efpece c'eft la Paftenague des Pêcheurs de Languedoc, le *paftinacea
marina* de Geffner, ou, felon la
phrafe d'Artedi, la raie à corps
liffe, à long piquant qui eft denté
antérieurement, & pofé fur la
queue qui eft fans nageoires : la
troifieme, c'eft l'Aigle marine, ou
la Glorieufe, l'*Aquila marina* de
Geffner; &, felon la phrafe d'Artedi, la raie à corps liffe, à long
piquant, à dent de fcie fur la queue
qui a des nageoires.

Les Pêcheurs & les Marchands
de poiffons craignent finguliérement
la derniere efpece, même lorfqu'elle
eft morte, & ce n'eft pas fans raifon. J'ai examiné avec attention le
piquant qui fe trouve à l'origine de
la queue, il m'a paru long de cinq
pouces, épais à la bafe de trois
lignes, offeux, pointu, fupérieure-
ment convexe, inférieurement fillon-
né, applati, garni de deux marges aiguës, portant de petites poin-
tes dures qui regardent la bafe;

dès que l'extrêmité de ce dard a une fois percé la peau, elle ne peut sortir sans en déchirer le tissu avec ses hameçons, & par conséquent sans causer d'horribles douleurs ; si lorsque l'on saisit la queue de l'animal, les tendons, le périoste, l'origine des ongles sont blessés, on éprouve, des panaris, l'inflammation du carpe & de l'avant - bras, & autres symptomes très - graves ; les femmes (6) qui, par imprudence ou mal-adresse, se font piquées ces mêmes parties, s'imaginent que leurs aiguilles étoient empoisonnées, leur erreur est la même que celle de ceux qui prétendent que le piquant des raies est vénéneux.

L'Espadon, l'Empereur, ou le *Xiphias* de Rondelet & de Linné, porte à la pointe de la levre supérieure une épée forte, longue, redoutable aux Pêcheurs, soit parce qu'il coupe leurs filets avec cette arme tranchance, soit parce que quelquefois il l'enfonce avec tant de force dans les vaisseaux, qu'il les expose à couler à fond ; cependant quoique nous convenions qu'il n'y a peut-être aucun poiſſon auſſi à craindre que l'Empereur, perſonne ne nous prouvera qu'il ſoit vénéneux.

La Vive, ou le *Trachinus* de Rondelet, l'Araignée de Pline, *Araneus*, &, ſelon la phraſe d'Artedi, la Vive à mâchoire inférieure plus longue, deſtituée de cirhes; la nageoire du dos eſt garnie de cinq rayons pointus & noirs. Cette couleur des rayons étoit plus que ſuffiſante pour faire ſoupçonner que ce poiſſon avoit une qualité vénéneuſe, ce qui a été comme confirmé par la difficulté d'éviter ſes piquants, ſi on ne prend pas de grandes précautions pour ſaiſir la tête. C'eſt peut-être pour cette raiſon qu'il a été regardé comme un poiſſon diffamé, & qu'on lui a donné les noms odieux d'araignée de mer, de dragon marin. On s'eſt comporté de la même maniere, & par les mêmes raiſons, à l'égard du Léſard ou du Dragon de Geſſner, c'eſt le *Cottus* d'Artedi, dont la ſeconde nageoire du dos eſt blanche.

On a eu les mêmes idées de la Scorpene, ou *Scorpæna ferofa* de Linné, & du Scorpion de Rondelet ; c'eft, felon la phrafe d'Artedi, le *Scorpæna* à nageoires près du nez & des yeux, quoique ces poiffons n'ont pas plus de piquants & ne font pas plus vénéneux que les deux Lyres de Rondelet (*Lyra*), & les autres efpeces de Trigles (*Trygla*) que l'on mange tous les jours avec grand plaifir.

On doit bien plus craindre les piquants qui fe trouvent entre les membranes de la premiere nageoire du dos du l'Humartin, ou *Cintrina* de Rondelet, ou, felon la phrafe d'Artedi, le *Squalus* fans nageoires à l'anus, à corps triangulaire. On doit bien plus craindre encore la funefte fcie qui fe trouve au mufeau du poiffon du même nom, qui eft le *Preftes* de Rondelet, &, felon la phrafe d'Artedi, le *Squalus* à long mufeau pointu, offeux, plane, denté des deux côtés. Cependant on n'accufe pas ces poiffons d'être vénéneux, comme fi la grandeur

des inftruments nuifibles qui rend
les hommes plus précautionnés , &
qui frappe plus les yeux , leur ôtoit
la force de nuire , & parce que les
dents du Brochet font très-fines ,
très-pointues , & difpofées favorable-
ment pour retenir fa proie , & parce que ce poiffon eft vorace & au-
dacieux , on a prononcé que fes
dents étoient vénéneufes ; quoique
les dents de la Lamie (*Lamia*,) qui
font très-multipliées & dentelées à
leurs marges , foient regardées comme incapables de nuire ; c'eft cependant un jeu pour cet horrible
animal , de dévorer un homme entier. " Vous ne lirez nulle part ,
„ dit Pline , qu'il y ait dans la mer
„ d'autres animaux qui fourniffent
„ du poifon par leurs piquants , que
„ le Scorpion , le Dragon , l'Araig-
„ née , le Porc-marin , & l'Aigle-
„ marin , dont on peut dire avec
„ raifon qu'il n'y a rien de plus exé-
„ crable dans la mer que leurs ra-
„ yons. „

Si nous avons purgés du crime
de poifon tous les poiffons à pi-

quants qui ne font point caves, & qui ne peuvent fe remplir d'une humeur âcre au moment de la piquûre, nous fommes très-éloignés de déclarer innocents quelques autres poiffons qui peuvent fervir d'aliment : on peut légitimement fe plaindre des mauvais effets du Brochet, du Barbeau, du Chat-marin & de quelques autres.

Le Brochet, en Latin *Lucius*, &, felon la phrafe d'Artedi, le *Sox* à bec applati ; le Barbeau, en Latin *Barbus*, &, felon la phrâfe d'Artedi, le *Cyprinus* oblong, à mâchoire fupérieure plus longue, à quatre cirhes, la nageoire de l'anus à fept offelets. Ces deux poiffons ont des œufs très-propres à produire la colique appellée *cholera* ; on a grand foin à la Pêcherie de Strasbourg, & dans plufieurs autres lieux, de jeter les œufs de Brochet. Geffner (7) rapporte plufieurs hiftoires des mauvais effets qu'ils produifent.

Quant à ceux du Barbeau, j'ai plufieurs exemples domeftiques de leur qualité venimeufe : Cinq perfonnes avoient foupé enfemble ; deux d'entre eux qui avoient mangé de ces œufs cuits à la friture , furent fix heures après, c'eft-à-dire, une heure après minuit , attaquées de cardialgie, de vomiffement bilieux & de violentes diarrhées ; on eut beaucoup de peine à émouffer la force de ce poifon , en faifant prendre aux malades une grande quantité d'eau de poulet , foit en boiffon ou en lavement ; lorfqu'ils furent un peu remis, les trois amis qui avoient foupé avec eux, leur ayant rendu vifite, affurerent qu'ils avoient autrefois éprouvés le *cholera* pour avoir mangé des œufs de Barbeau , & que cette maladie les avoit mis en grand danger de perdre la vie. Mais voici un cas plus furprenant, quoique moins périlleux : Dans un Village nommé Bias, près d'Agde, Gervais, Cordonnier, fa femme & deux de fes enfants , âgés de dix à douze ans , avoient mangé à leur foupé le foie d'un poiffon appellé Chat-marin ; (*) une heure s'étoit

____

(*) C'eft le *Catulus minor* de Salvian , le à peine

à peine écoulée depuis le soupé, que Gervais, fa femme & fes enfants tourberent dans un affoupiffement profond ; on les jeta fur un tas de paille ; ils ne revinrent à eux que le troifieme jour. Les Voifins qui avòient vu le troifieme enfant de Gervais errant dans les carrefours & exténué de faim, (c'étoit le feul qui n'avoit pas mangé du foie de Chat-marin) entrerent dans la maifon du Cordonnier ; ils trouverent la femme profondément endormie ; le mari avoit été moins affoupi & les enfants encore moins, ils avoient peu mangé du foie ; Gervais s'étoit donné une bonne portion, fa femme avoit pris la plus forte, cependant elle fut plutôt débarraffée des accidents qui furent caufés par le venin. Gervais avoit le vifage extré-

---

Squalus catulus de Linné ; la chair de ce poiffon eft abandonnée aux gens du peuple ; mais les Pêcheurs en ôtent communément le foie avant que de l'expofer en vente.

Tome II.   F

mement rouges ; le jour fuivant ayant quitté fes habits pour calmer les démangeaifons qui le tourmentoient, il fut tout étonné en voyant fon épiderme, ou fa fur-peau, fe féparer en lames larges comme des feuilles de papier, ce qui calma fa démangeaifon ; il employa trois jours à détacher cet épiderme ; celui des mains & des pieds étoit plus adhérent que celui des autres parties ; celui de la tête tomboit par écailles fans être fuivi de l'alopéfie, ou de la perte des cheveux. Ayant defiré de voir ce fingulier phénomene, l'occafion s'en préfenta vingt jours après l'accident : la maladie de la femme n'avoit duré que fix jours ; fon épiderme étoit déja féparé ; on voyoit encore des morceaux de fur-peau aux pieds de Gervais, ce qui le gênoit en marchant : ce bon homme ne fe fit point une peine de dépouiller prefque toute la plante de fes pieds pour me faire préfent de l'épiderme. Les enfants qui avoient peu mangé du foie de ce poiffon, éprouverent feulement l'ophiafie dans les

mains, ou perdirent feulement l'épiderme dans cette partie. J'interrogeai
le Pêcheur qui avoit pris le poiſſon,
& le Marchand qui l'avoit vendu ;
celui-ci m'avoua naïvement qu'il en
avoit remis le foie à ces pauvres
gens. Je n'ai jamais appris que l'on
ait rien obſervé de ſemblable ; (8)
quoique j'aie écrit à ce ſujet à pluſieurs de mes amis qui demeurent
près des Ports de mer ; je n'ai même pas encore pu me procurer une
aſſez grande quantité de Chat-marin pour en faire des expériences,
quoiqu'il ſe ſoit déja écoulé un an
depuis l'accident en queſtion.

4°. On compte parmi les inſectes
dangereux la cantharide, la guêpe,
le frêlon, le bourdon, l'icneumon,
le taon, le ſcorpion aquatique, le
terreſtre, l'araignée, la ſcolopendre.

Le Scorpion d'eau, ou le *nepa*
de Linné, la punaiſe à avirons,
ou le *notonecta* du même Auteur,
portent vers la bouche l'aiguillon
dont ils piquent : j'ai été bleſſé par
ces inſectes, & par la dytique hy-

drocantharus ; il eſt vrai que leur piquûre cauſe de la douleur, mais je peux aſſurer qu'elle eſt moins venimeuſe que celle du couſin. Les abeilles & leurs différentes eſpeces, comme le frêlon, la guêpe, le bourdon, piquent avec un aiguillon qu'ils portent à l'extrêmité du ventre ; c'eſt un tuyau qui repoſe ſur un réceptacle ou une follicule pleine d'un venin qui eſt exprimé par gouttes dans le canal, par la compreſſion des muſcles qui environnent l'anus : on ſait qu'il y a trois variétés parmi ces inſectes ; les plus nombreux & les plus communs ſont les mulets : ſelon les obſervations de Valiſneri & de Reaumur, ils ſont deſtinés au travail ; la femelle eſt leur reine ; les mâles ou les rois ſont mis à mort par les mulets lorſque leur reine n'a plus beſoin d'eux ; c'eſt pourquoi les mulets ont ſeuls un aiguillon qui reſte ſouvent dans les plaies qu'ils occaſionnent. Le frêlon eſt un animal redouté ; j'en ai manié pluſieurs ſans précaution, & je peux aſſurer que je n'en ai jamais été bleſſé. La piquûre du bourdon eſt plus douloureuſe; cependant elle eſt bientôt guérie ſans tumeur ni enflure. La guêpe cauſe une douleur plus vive & plus durable que tous ceux dont nous avons parlé; mais on peut dire que ces bleſſures ſont exemptes de venin : (9) on ne doit pas moins craindre ſon aiguillon, quoiqu'elle ait la tête ſéparée du corps depuis vingt-quatre heures; elle a, par cette circonſtance, quelques rapports avec la vipere, dont la tête ſéparée du corps bleſſe encore avec ſes dents. Lemery a éprouvé que cette bleſſure eſt très - dangereuſe.

J'ai ſouvent manié tous les inſectes coleopteres ou à étuis durs, même les plus ſuſpects, comme le bupreſte mange-chenille, en Latin *carabus crucivorus*, le bupreſte verd, *carabus viridis*; je les ai tous trouvés exempts de venin. Je me ſuis aſſuré que la fourmi rouge ne cauſoit, par ſa morſure, qu'une douleur aiguë, ſans ſuite fâcheuſe. Les obſervations de M. Reaumur prouvent

que toutes les chenilles font fans
venin; (10) on en trouve, il eft
vrai, deux ou trois efpeces velues,
qui, par leur poil, caufent des démangeaifons femblables à celles
qu'occafionne le pois pédiculaire.

La cantharide ou *meloë veficato-
rius* de Linné, *cantharis*, eft plus
dangereufe que tous les autres coleopteres ou infectes à étuis; appliquée fur la peau elle l'enflamme,
(11) éleve l'épiderme en veffie; prife
intérieurement, même à petite dofe,
elle caufe la dyfurie ou une difficulté d'uriner, le priapifme, ou
des érections involontaires; ce venin, qui fournit un filtre mortel,
peut être très-utile aux hydropiques,
fi on le donne en petite dofe &
en infufion, ou corrigé par la méthode de Gronevelde.

L'Araignée noire qui habite les
caves les plus profondes, & qui
a des pinces fiftuleufes ou en tuyaux, eft regardée avec raifon
comme fufpecte; cependant il n'eft
prouvé par aucune obfervation qu'elle foit vénéneufe; quant aux arai-

gnées vulgaires, elles ne le font certainement pas. On trouveroit à peine une feule perfonne qui n'ait avalé des araignées en mangeant des raifins ; cependant on n'entend jamais parler d'aucun mauvais effet. M. Bon, Préfident à la Cour des Aides, Membre des Académies de Paris & de Montpellier, qui a long-temps fuivi ces infectes, dans l'efpérance d'en obtenir une efpece de foie, n'en rapporte aucun exemple funefte ; cependant on ne doute pas que la tarentule, efpece d'araignée qui fe trouve dans la Pouille, ne foit la caufe de la finguliere maladie décrite par Baglivi ; quoique nous fommes obligés d'avouer avec M. Tarenti, (12) Médecin du Pape, que le Tarentifme n'eft aujourd'hui obfervé que par des payfans, race crédule, pour laquelle on ne peut avoir aucune confiance fur de femblables fujets.

Le Scorpion eft encore célebre par fon venin ; Valifneri a très-bien décrit les deux ouvertures que l'on obferve à l'extrêmité de la

F 4

queue, par lesquels il lance la liqueur
que l'on regarde comme vénéneuse :
j'ai vérifié toutes les expériences que
l'on rapporte à ce sujet ; la premiere confiste à environner le scorpion de charbons ardents ; la seconde à l'enfermer dans une bouteille avec un rat : or le scorpion
vulgaire, ou le roux, mis au milieu du cercle de charbons rouges,
fait plusieurs tours, méditant sa sor-
tie, & élevant la queue; enfin
tourmenté de plus en plus par la
chaleur, il avance le pas, se brû-
le souvent les pattes, s'enfonce deux
ou trois fois dans le dos la pointe
de sa queue : il continue d'errer
çà & là, jusqu'à ce qu'enfin il
périt par le feu ; au moins on ne
le voit pas mourir immédiatement
après qu'il s'est blessé avec son dard.

Si on met un scorpion & un rat
dans un bocal de verre, ils ne se
poursuivent pas mutuellement, il
faut les exciter pour les faire battre ; le rat est communément blessé
au museau, qui est plus à la portée du scorpion ; la partie s'enfle

un peu, le rat la gratte plusieurs fois sans abandonner le combat, il attaque par reprises le scorpion, le saisit enfin, le brise avec ses dents, mais il ne l'avale pas ; cependant il continue à se bien porter, & en peu d'heures l'enflure du museau disparoît. On peut assurer que mille personnes ont été piquées par des scorpions dans différentes parties du corps ; les Languedociens en trouvent dans des temps humides jusques dans leurs lits, cependant on n'entend pas dire qu'ils soient plus incommodés du dard de ces animaux qu'ils le seroient de la trompe d'une mouche (13). Ajoutons à ces observations que l'on trouve plusieurs scorpions blancs, deux fois plus gros que les domestiques ; ils font assez communs dans les Villages de Sauvignargues près de Saumiers, & de Manoublet, dans le Diocese d'Alais. M. de Maupertuis a fait plusieurs expériences sur ces animaux ; elles prouvent qu'ils ne font point vénéneux, excepté une seule qui ayant été faite

F 5

fur un chien, fembla indiquer quelques marques de poifon : on peut cependant douter de cette derniere, en
confidérant qu'il n'eft jamais arrivé
aucun accident aux habitants de ces
Villages, quoiqu'ils ramaffent chaque année une grande quantité de
ces fcorpions blancs, avec lefquels
on prépare l'onguent de Mathiol.
Valifneri croit qu'en Italie ces animaux font vénéneux pendant les
grandes chaleurs. Baglivi même
affure que le fcorpion de la Pouille
caufe, par fa morfure, une efpece
de tarentifme ; quoiqu'il en foit
nous n'obfervons rien de femblable
en France. On peut donc prononcer-
cer que nos fcorpions ne font point
vénéneux.

La Scolopendre terreftre eft très-
commune à Montpellier ; les curieux la manient impunément. (14)
J'ai vu à Agde la fcolopendre marine, je l'ai plufieurs fois tiré de
fon fourreau cartilagineux. Les
Pécheurs de Languedoc favent
très - bien que cet infecte polypode

(*) n'eſt pas venimeux : je me ſuis encore aſſuré qu'une autre eſpece de ſcolopendre terreſtre, appellée par Linné électrique, ne pique point, quoiqu'on la tienne ſouvent entre ſes doigts.

5°. On trouve dans la claſſe des vers de Linné, les inteſtinaux, les moluſques, les teſtacés, les lytho-phytes, & les zoophytes. Pluſieurs d'entre eux ſont très-nuiſibles aux hommes. On peut rapporter à cet ordre 1°. la Furie infernale, *Furia infernalis* de Linné ; c'eſt le plus terrible des vers ; il eſt filiforme, très-menu, à cils des deux côtés, à piquants recourbés & appliqués ſur le corps, il eſt long de deux lignes, aſſez commun chez les Sué-dois & les Hollandois ; ces vers tombent de l'air, pénetrent le corps des animaux & de l'homme & les tuent en un quart-d'heure, (15) en cauſant des douleurs atroces. Le fromage frais, appliqué ſur la par-tie piquée, eſt le grand remede à ce

---

(*) Qui a pluſieurs pieds.

F 6

fléau ; il fait rebrousser chemin à l'insecte qui desire de le manger. 2°. Le Dragoneau, ou le *Gordius medinensis* de Linné, est un vers assez long, filiforme, blanc, il s'insinue dans différentes parties du corps, occasionne des douleurs atroces & la mort même, à moins qu'en le roulant adroitement & avec précaution autour d'une broche de bois, on ne le retire peu à peu : on le trouve non-seulement en Afrique & en Asie, mois encore en Amérique. 3°. Le vers de l'homme, *l'ombricus humanus* de Linné : tout le monde connoît les ravages auquel il donne lieu ; lorsqu'il est niché dans les premieres voies, il cause des cardialgies, des éclampsies ou convulsions (16) sans perte de connoissance, des fievres synoches, &c. 4°. Les Ascarides, l'*Ascaris vermicularis* de Linné ; il cause des démangeaisons, des prurits à l'anus, & le marasme ou la maigreur excessive. 5°. Le vers solitaire, ou le *tænia* de Linné : on en distingue trois especes, le large, le vulgaire,

& le troisieme appellé en Latin *folium* ; ils caufent, en féjournant dans l'eftomac & les inteftins, des maladies fi fingulieres, que le peuple les regarde comme les fuites des enchantements ; de ce genre font la boulymie ou faim-de-bœuf, la cardialgie, le marafme, &c. 6°. Les Sangfues, *hyrudo fanguifuga* de Linné : fi on avale ce vers, il s'attache à l'œfophage & à l'efto-mac, & caufe une fauffe efpece d'é-moptifie. On regarde comme vé-néneufes celles qui ont le corps noir, verd ; mais aucune obfervation n'a conftaté cette prétention du vulgai-re ; on peut même affurer que de quelques couleurs qu'elles foient, elles procurent de très-bons effets lorfqu'on les applique fuivant les régles de l'Art.

On conclura que tous les vers dont nous venons de parler, n'ont aucune qualité vénéneufe, fi on fait attention que les maux qu'ils caufent peuvent s'expliquer mécha-niquement, ou au moins s'attribuer aux aliments altérés qui leur fervent comme de nid propre à les développer dans les premieres voies. Les lythophites & les zoophites font auffi exempts de poifons que les vers inteftinaux ; mais on ne peut abfoudre quelques efpeces qui fe trouvent parmi les teftacées & les molufques, comme les moules, les orties marines & le lievre marin.

Meibomius, Hoffmann, Bautzmann, Mentzel, Grimme, & furtout Berhenfius dans l'ouvrage de Verlof, affurent que les moules communes, vulgaires, très-femblables à celles qui fe mangent, (peut-être font-ce les mêmes) ont caufé des fymptomes très-graves. Amman & Valentin citent même un exemple de mort occafionnée par ces vers ; Berhenfius rapporte que l'on entend dire communément à Brunfwick qu'une ou deux perfonnes font mortes pour avoir mangé des moules ; elles eprouvent quelque temps après, plutot ou plus tard, des cardialgies, des anxiétés, des douleurs au bas-ventre, des naufées, le vomiffement, la diarrhée, la difficulté de respirer, une sueur froide, des défaillances, & sur-tout des érésipeles avec fievre ou sans fievre, simple, ou, comme il arrive le plus souvent, chargées de petits boutons que l'on prendroit pour des éruptions qui caractérisent la pourpre, à marques d'ortie, des Allemands. Cette érésipele attaque d'abord la face, passe au tronc, aux extrêmités & occupe en peu de temps tout le corps, imitant assez bien la fievre scarlatine : ajoutez des mouvements vers la région des hémorrhoides, avec des démangeaisons très-vives chez les hommes & dans la matrice chez les femmes ; ces démangeaisons accélerent leur flux menstruel. Mentzel a observé dans une femme des convulsions constantes qui accompagnoient les symptomes dont nous venons de parler. Cette scene dure tout au plus deux ou trois jours ; elle finit quelquefois douze heures après avoir commencé.

Il seroit à souhaiter que l'on eût des caracteres certains pour distinguer les moules vénéneuses, de celles qui peuvent se manger sans danger ; on ne peut pas dire que celles qui font le sujet de nos réflexions constituent une espece différente ; on ne peut non plus avoir recours, pour expliquer ces phénomenes, au temps de l'année, aux phases de la lune, à la pourriture des moules, à leur maigreur ou à une idyofyncrafie ou difcrafie du fujet qui les mange. Il paroît plus vraifemblable à Berhenfius que les maux caufés par les moules, font dûs à quelques maladies de ces teftacées ; il ne nie cependant pas qu'ils ne puiffent être les effets de la nourriture que la moule a pris avant de fervir d'aliment aux hommes, ou de quelques infectes venimeux qui, ayant été abforbés par ces vers, peuvent caufer tous les fymptomes rapportés ci-deffus. Ce même Auteur penfe qu'une ou deux moules feulement peuvent caufer tous ces maux ; il ne doute pas que fi toutes celles qu'un homme auroit mangé avoient été infectées, il n'éprouvât des fympptomes beaucoup plus graves , & que même il n'en mourût promptement. On éviteroit facilement ce danger en prenant , fans perdre du temps , quelque remede capable d'exciter le vomiffement , & en évacuant les inteftins ; après quoi on termine le traitement par les adouciffants , les délayants , les huileux , les diaphorétiques , &c.

L'Ortie marine eft très-commune au Port de Cette ; la figure de Ruifch , empruntée de Mathiole eft meilleure que celle de Rondelet : cet animal appellé Medufe , *Medufa* , par le célebre Linné , eft un corps comme gélatineux , tranfparent , d'une couleur incarnate ; on le voit flotter çà & là à la furface de la mer , il eft emporté par le courant de l'eau. En examinant le mouvement de contraction & de dilatation de ce fingulier animal , je me fuis apperçu qu'il exhaloit une vapeur fubtile qui enflammoit (17) les yeux , comme celle qui émane des oignons coupés ; fi par hafard , après l'avoir manié , je portois la main aux yeux avant de l'avoir lavée avec soin, l'ardeur & la démangeaison augmentoient considérablement : c'est pourquoi on peut croire que l'ortie marine contient quelques principes vénéneux, analogues à ceux qui donnent l'énergie à la plante qui porte le même nom, dont les poils sont fistuleux, comme le remarque Hook.

Quant au Lievre marin, prenez garde de le confondre avec le *Scorpioides* de Rondelet, que les Pêcheurs de Languedoc appellent lievre marin ; la premiere espece de lievre marin de Rondelet, que Linné appelle *tethis leporina*, est inconnue dans les Ports de Languedoc ; suivant Dioscoride, Aëtius, Paul Eginette, & d'autres Auteurs, si on mange cette espece de lievre marin, elle cause une saveur nauséeuse, semblable à celle des poissons, des douleurs de ventre ; la peau devient d'abord jaune, ensuite plombée, il y a suppression d'urine, ou si on en rend pendant que la maladie fait des progrès, elle pa-

roît très-rouge ; les malades ont des
naufées, ils vomiffent des matieres
bilieufes teintes de fang , leur fueur
eft fétide. Mais nous ne pouvons
porter un jugement raifonnable fur
les qualités vénéneufes de ce lievre
marin , n'ayant aucune occafion d'en
obferver les effets. L'autre efpece de
Rondelet , qui eft gluante & tranfpa-
rente comme l'ortie marine , ne nous
fait voir aucune qualité dangereufe ;
nous l'avons fentie & goûtée, elle
nous a paru affez infipide.

6°. Il nous refte à rechercher
quels font les Amphibies venimeux :
il faut avouer que cette claffe en
contient un plus grand nombre qu'aucune autre ; tous les ferpents font
en horreur ; ce feroit s'oppofer à l'opinion générale que d'élever le moindre doute fur leurs poifons ; cependant j'ofe affurer que nous n'avons
parmi les amphibies que la vipere
qui foit vraiment vénéneufe, quoique la France produife plufieurs
efpeces de ferpents, de falamandres ,
de léfards, de crapauds, &c. je
n'aignore pas que l'on trouve en

Italie & en Suede une espece de couleuvre appellée par Aldrovande *Ammodite*, qui n'est pas moins vénimeuse que la vipere ; je sais que l'on trouve en Amérique le serpent à clochette, ou le *crotalus horridus* de Linné ; il attire, dit-on, dans son gosier les oiseaux & les écureuils : son venin ne peut être domté par le contre-poison préparé par les Tygoins. (*) Enfin nous savons que Kempfer décrit une espece de couleuvre appellée en Latin *coluber perspicillatus ;* les Portugais la nomment *cobra de capello ;* mais toutes ces pestes cruelles sont étrangeres & ne se trouvent point en France.

Tous les serpents du Royaume peuvent se rapporter aux deux genres de Linné, appellés *serpens*, & *coluber*, serpents & couleuvres ; le premier est déterminé par les écailles du ventre & celles de dessous la queue ; le second par les écussons du ven-

---

(*) Voyez les Mémoires de l'Académie de Paris, 1747.

tre & les écailles de la queue ; L'or-
vay , le *cecilia vulgaris* d'Aldonan-
de , l'*anguis fragilis* de Linné , fe
trouve dans le premier genre : les
Languedociens l'appellent *naduel* ou
nadiol , mot qui fignifie fans yeux ;
il a cent trente-cinq écuffons abdominaux & autant de paires d'é-
cailles depuis l'anus jufqu'à l'extrêmité de la queue ; il eft long
de neuf pouces, cylindrique ; on le
trouve dans les prés , c'eft pourquoi
on l'emporte fouvent avec le foin
dans les maifons ; il paffe pour fi
dangereux que le vulgaire affure
que s'il n'étoit pas aveugle , il
pourroit faire tomber un cavalier
de deffus fon cheval. Cependant il
eft très-certain qu'il n'eft pas privé
de la vue ; j'ai vu très-évidemment
fes yeux ; je dirai plus, je lui
ai fouvent fourni l'occafion de me
mordre , non - feulement je n'en
ai jamais été bleffé , mais encore
je n'ai jamais oui dire que perfonne l'ait été ; ce ferpent n'a aucune dent canine femblable à celles de la vipere , & fa morfure

ne peut caufer aucune incommodité.

Nous avons en France plufieurs efpeces de couleuvres, mais on ne peut point les diftinguer d'après les def-criptions des Auteurs ; exceptons cependant l'efpece appellée en La-tin *natrix* , & la vipere. Les Eco-liers du College d'Alais badinent impunément avec différents efpeces de couleuvres, ils les manient fans crainte, leur donnent à chacune des noms différents : le fifflart ou le *fibilator* a 155 écuffons abdominaux, il porte fur le dos des taches an-guleufes & finueufes, il répand une odeur défagréable ; fi on le cha-touille il recule en fifflant. Le no-crate ou *nocratus* a 294 écuffons abdominaux, 120 paires d'écailles fous la queue : le *natrix* a 176 écuffons abdominaux & 60 paires d'écailles fous la queue : l'afpic ou *afpis* a 217 écuffons abdominaux & 60 paires d'écailles fous la queue, il a le ventre blanc, le dos roux, ta-cheté, les écailles petites, la tête jaune à la partie inférieure ; c'eft

le feul de nos ferpents qui foit au-
dacieux ; il attaque , la gueule
béante , ceux qui l'approchent, fouvent il les mord, mais fans fuite
funefte. On en trouve deux efpeces ,
la premiere eft appellée ruban ou
tœnia , parce qu'elle a fur le dos
des bandes rouffes & longitudina-
les ; l'autre s'appelle mufique ou
mufica , parce qu'elle préfente fur
fon dos & fur les côtés des taches
qui imitent affez bien des notes de
mufique ; on remarque encore les
couleuvres rouges & blanches , elles
vivent dans l'eau ; mais on les trouve rarement.

Parmi les efpeces de couleuvres
dont nous venons de parler , nous
n'en connoiffons aucune qui caufe
quelque dommage ; elles font très-
paifibles , (18) à moins qu'on ne
les maltraite ; alors elles mordent
auffi fortement qu'elles peuvent ;
mais dans le moment elles s'appai-
fent , fe roulent autour de la main
ou du col , & n'ofent plus attaquer
avec les dents ; il faut cependant
en excepter l'afpic , qui ne fe prive

pas si facilement : un jeune homme qui en fut mordu eut la main enflée ; mais aucune autre personne n'a éprouvé le même accident ; on peut croire que celui - ci avoit quelque altération d'humeurs, ou qu'il fut mordu dans une partie extrêmement sensible. D'après tout ce que nous venons de rapporter, personne ne doutera que l'Histoire des Psylles & des Ophiogenes , qui avoient seuls le pouvoir de détruire le venin des serpents, ne soit une fable enfantée par les préjugés.

Je passois, il y a quelques années, dans un Village du Diocese de Lodeve , appellé *Saint Michel des serpents :* comme je m'informai de l'origine de ce nom, j'appris que toutes les années au mois de Juillet, ni plutôt ni plus tard , une multitude étonnante de serpents sortent de la montagne contre laquelle le Village est adossé, qu'ils entrent dans les maisons pour y chercher l'eau & le feu , mais que l'on n'avoit jamais observé qu'ils prissent les rats ni les insectes ; ces serpents

pents ne font craints que par les étrangers, les enfants en badinent, les prennent par la queue, les uniffent deux à deux, & les obligent de courir, ainfi liés, dans le rues; ils font longs de trois pieds environ, d'un verd foncé, tachetés de blanc, jaunes fur la tête: plufieurs perfonnes en ont été mordues aux pieds & aux mains, non-feulement fans danger, mais prefque même fans douleur; ils n'ont que de très-petites dents, que l'on arrache aifément en leur préfentant un chapeau & le retirant brufquement.

La vipere eft commune dans le Poitou, dans le haut Languedoc, dans les montagnes des Cevennes: les Moiffonneurs & les Botaniftes prudents doivent toujours porter des bottes molles lorfqu'ils parcourent les prés: on diftingue cette efpece de couleuvres par ces deux dents canines que le mâle & la femelle ont à la mâchoire fupérieure. Méad & Valifneri en ont quelquefois obfervés quatre; ces dents font plus longues que les autres, elles font fiftuleufes ou en tuyau, repliées intérieurement, articulées comme en ginglyme, ayant chacune quatre trous, favoir, deux vers la bafe, deux vers la pointe, qui eft néanmoins folide. Il ne faut donc pas croire Nichols qui foutient qu'il n'y a qu'un trou à la pointe de la dent, & qui lui donne la figure d'un cure-dent, quoiqu'il ait très-bien décrit & defliné le méchanifme par lequel l'humeur vénéneufe de la véficule eft exprimée & pouflée dans le canal de la dent. Lorfque la vipere veut mordre, fes dents fe redreffent, les follicules vénéneufes fur lefquelles elles repofent font comprimées, & la liqueur eft pouflée dans le tuyau de la dent qui eft vis-à-vis ; cette liqueur a la couleur & le goût de l'huile, d'amande douce. (19) Valifneri, raffuré par Rhedi, l'a goûtée, & ayant répété toutes les expériences de cet illuftre Naturalifte, il les a trouvé très-conformes à la vérité. Les doutes de Seba & de Charras fur l'exiftence de la follicule & du canal de la dent de vipere, font donc fans fondement, fur-tout depuis que Nichols a donné l'anatomie exacte de la vipere & que l'on connoît l'analogie qui fe trouve entre la vipere & le ferpent à fonnette.

Nous devons encore examiner les genres de grenouilles & de léfards: on rapporte au premier le crapaud & la grenouille verte ; le fecond renferme le léfard vulgaire, la falamandre & le feps de Columna.

Le crapaud appellé en Latin *bufo*, c'eft, felon la phrafe de Linné, le *rana* à corps ventru, chargé de verrues, livide, jaunâtre. On prétend que fon infufion eft vénéneufe, qu'en le touchant, en le fentant, en s'en approchant, on eft expofé à fon poifon ; cependant je l'ai fouvent manié fans danger, fon urine ne m'a point incommodé, quoiqu'en l'écrafant elle m'ait frappé les mains & le vifage. (20) Je dirai plus, j'ai vu un Charlatan qui pour faire valoir la force de fes antidotes, rouloit un crapaud dans fa bouche, l'éventroit avec les dents.

On peut donc affurer que cet animal fi redouté n'a jamais nui à
perfonne.

Quant à la rainette ou la grenouille
verte, appellée en Latin *rana viridis*, nous dirons feulement, fans
avoir égard à fa grande amertume,
qu'elle eft fans dents, & qu'elle n'a
aucune propriété dangereufe.

Le léfard vulgaire eft également
fans venin, on peut le manier impunément : fi on l'irrite, il mord, mais
fa morfure n'a aucune fuite fâcheufe.

La France nourrit plufieurs falamandres, mais c'eft fans raifon
qu'elles font redoutées ; je les ai
fouvent maniées & irritées pour les
obliger à mordre, fans avoir pu
l'obtenir ; elles ne font pas moins
paifibles que le caméléon qui fe
laiffe long-temps manier fans mordre : j'ai répété les expériences de
M. de Maupertuis, elles m'ont fourni les réfultats qui font rapportés
dans les Mémoires de l'Académie
de Paris, 1727 ; j'ai bu de l'eau
d'un petit ruiffeau dans lequel il y
avoit beaucoup de falamandres, &

je n'ai trouvé aucune apparence de poifon. L'ancien Auteur qui dit qu'il falloit autant de Médecins pour guérir la morfure de la falamandre que cet animal avoit de taches fur le corps, a donc avancé une pure chimere. On peut hardiment affurer que nos falamandres ne font point vénéneufes, qu'elles ne caufent aucun mal, foit qu'on les prenne intérieurement, foit qu'on les applique extérieurement.

Le feps ou feps de Columna, le *lacerta chalcidica* d'Aldrovande, le *lacerta chalcides* du célebre Linné, doit fermer la marche de cette multitude d'animaux prétendus vénéneux, il eft très-commun en Languedoc; les Savants eux-mêmes ne le connoiffent pas dans les autres Provinces du Royaume : on le confond affez fouvent avec le ferpent aveugle ou le *cœcilia vulgaris* ; mais il en differe en ce que fes quatre pieds ont trois doigts, font très-courts, très-menus, pendent aux côtés de l'animal qui ne peut s'en fervir pour fe repofer ni pour mar-

cher ; la queue finit par une pointe très-menue, enfin on peut dire
que le corps est à l'épidote. C'est
sans fondement que les anciens ont
écrit que cet animal étoit vénéneux
& pouvoit engendrer la pourriture ;
ce que nos paysans en disent est
tout au moins chimérique : j'ai souvent manié & irrité cet animal,
sans avoir pu l'obliger à mordre ;
d'ailleurs je n'ai jamais oui dire
qu'il ait fait aucun mal à qui que ce
soit. D'après tous ces faits nous pouvons donc assurer que la premiere
Partie de notre Dissertation est assez
bien prouvée ; il s'agissoit de faire
voir que la France contient peu
d'animaux vénéneux : passons donc
à la seconde.

SECONDE PARTIE.

*Quels sont les caracteres & les anti-
dotes des Animaux vénéneux
de France.*

SI je propose hardiment mes con-
jectures sur l'action des venins,
on doit m'excuser en vue de l'uti-
lité de l'entreprise; si je ne parviens
pas à mon but, peut-être répan-
drai-je quelques lumieres sur une
matiere qui est encore environnée
de profondes ténebres; si je m'en
éloigne absolument, on me mettra
au nombre de ceux qui m'ont pré-
cédé dans la même route.

Les poisons ne nuisent qu'autant
que nous en abusons; l'Etre Suprême les a plutôt rendu médicamenteux pour l'homme que vénéneux:
on peut s'en convaincre en considé-
rant que les plus violents, comme
l'opium, l'antimoine, le mercure,

le fublimé corrofif, les cantharides, qui étoient autrefois regardés comme indomtables, font mis aujourd'hui dans la lifte des remedes les plus précieux , pourvu qu'on les adminiftre avec prudence & fagacité.

Les venins ne font point nuifibles abfolument par eux-mêmes, mais feulement relativement ; (21) ceux qui tuent les oifeaux, comme le perfil, les amandes ameres, nourriffent l'homme. Le poifon dont les Sauvages infectent leurs fleches eft fi pénétrant, felon le témoignage de Mrs. de la Condamine & de Reaumur, que l'ours le plus vigoureux périt en deux minutes, fi on le bleffe avec un petit ftilet impregné de ce venin ; l'Aigle périt en deux fecondes : cependant la chair des animaux qui meurent de cette maniere n'eft point nuifible à l'homme ; le poifon femble fe détruire dans l'animal qui en eft la victime. On peut rappeller en preuve les payfans de Dauphiné & de Vivarais qui mageoient impunément les bœufs qui périffoient de cette cruelle dyffenterie qui ravagea, il y a dix ans, les troupeaux dans prefque toute l'Europe.

En outre, telle fubftance qui nuit à l'organifation de certaines parties du corps, n'en affecte nullement d'autres : le vin émétique, par exemple, verfé dans l'œil, eft à peine réfolutif; cependant il irrite puiffamment l'eftomac : les cantharides enflamment la veffie urinaire, caufent des convulfions aux mufcles érecteurs ; cependant elles n'excitent aucun défordre fenfible dans l'eftomac : le venin de la vipere appliqué fur la langue, eft à peine fenfible, au rapport de Valifneri & de Rhedi ; & il tue s'il eft mêlé avec le fang : le virus hydrophobique, ou de la rage, n'attaque ni le fang, ni la femence, ni peut-être la bile, (c'eft pourquoi des Praticiens célebres recommandent le foie d'un loup enragé contre l'hydrophobie ;) mais avec quelle activité n'attaque-t-il pas la gorge & l'eftomac ? d'où l'on peut conclure qu'un poifon quelconque n'agit pas toujours comme tel, qu'il faut qu'il

G 5

trouve un diſſolvant propre à le développer. Verſez de l'huile ſur de
la chaux, elle ne bouillira pas ;
mais elle le fera ſi vous la mêlez
avec de l'eau : la pierre infernale
n'agit jamais avec le ſeul ſecours
de l'air, elle a beſoin pour ronger
les chairs du concours de l'humidité de la peau, au lieu que le phoſ-
phore de Kunkel opere ſans ce ſecours : les cantharides (22) combinées avec la ſalive ſont ſans effet ;
mais leurs molécules recouvrent
toute leur force dès qu'elles ſont
combinées avec l'urine & la ſemence :
de même pour que le mercure ſoit
changé en ſublimé corroſif, il a
beſoin d'être uni avec l'acide marin (par ſurabondance ;) de même
encore tous les ſels veulent être diſ-
ſous par la ſalive pour pouvoir irriter la langue.

Sur tous ces faits on peut conclure aſſez ſurement que les venins n'a-
giſſent point comme tels, mais que
ce ſont les mixtes qui réſultent de
leur union avec les molécules de
certains fluides de notre corps ; les

poifons narcotiques, comme l'opium, fe mêlent avec la lymphe des nerfs, par cette union ils pénetrent leur origine, les obftruent, &c. ceux qui féparent l'épiderme par lames, comme le foie de chat marin, fe combinent avec la matiere de la tranfpiration, qu'ils rendent âcre & corrofive : le virus hydrophobique s'unit avec l'humeur mucilagineufe des glandes fébacées de l'œfophage ; fi le fyphilitique eft récent, il fe porte fur les glandes des aines ; s'il eft ancien, il attaque celles du palais & de la gorge ; le miafme de la petite vérole eft réfervé pour la peau, &c.

Il eft difficile d'expliquer comment un corps étant uni à un autre corps, le mixte qui en réfulte a des propriétés que les deux principes qui le conftituent n'avoient pas eux-mêmes ; par exemple, le mercure & le foufre mêlés enfemble, donnent pour produit un corps noir ; l'acide du vinaigre uni avec le plomb, préfente un corps doux ; le fel ammoniac diffout dans la falive, eſt très-fétide. Nous ne nous appéſantirons pas ſur de ſemblables recherches, qui ſont étrangeres à notre ſujet; les connoiſſances humaines ſont encore dans l'enfance ſur tout ce qui a rapport aux poiſons; il nous ſuffit d'entrevoir par les exemples propoſés, qu'il n'eſt pas impoſſible d'en fournir une raiſonnable théorie. Nous concevons qu'un corps, ſuivant qu'il eſt uni à un autre corps, peut devenir vomitif, ſomnifere, réſolutif, corroſif, ſuivant qu'il aura quelque affinité avec certaines parties de notre corps. Si nous connoiſſions la différence des gravités ſpécifiques (23) des poiſons, & des parties du corps humain qu'ils doivent affecter, nous connoîtrions auſſi, *à priori*, quelles ſont les parties auxquelles ils doivent plutôt s'attacher, en raiſon de leur gravité ſpécifique; mais nous n'avons point les connoiſſances qui pourroient nous ſervir à mettre ces principes en uſage; il n'y a cependant pas d'autres moyens philoſophiques de découvrir les remedes

qui peuvent prévenir les mauvais effets des poifons & détruire leurs qualités vénéneufes. Nous n'avons donc
d'autres reffources pour y parvenir,
que de multiplier les expériences ; il
feroit à fouhaiter que dans une matiere auffi importante, les faits que
nous poffédons emportaffent avec eux
plus de certitude & d'évidence ; quoiqu'il en foit, nous allons parler
des antidotes découverts par les modernes, & des fecours appropriés
pour chaque cas en particulier.

Nous avons regardés comme poifons les œufs de brochet & de barbeau ; mais comme ils ne font nuifibles que vers le commencement de
l'été, lorfque ces poiffons font en
chaleur, il paroît que leur laitance
contient alors une liqueur féminale
trop exaltée, & qui a acquis un caractere alkalin ; c'eft pourquoi nous
voyons que les chairs des animaux
lubriques, tués dans les mêmes circonftances, font nauféeufes & ont
une faveur très-défagréable ; les
boucs, les taureaux, les blai-
raux en fourniffent la preuve : c'eft

peut-être par cette raifon que les anciens ont regardé comme vénéneux le fang de quelques-uns de ces animaux. Il eft bien fûr que celui de taureau, qui fe caille aifément, fe digere avec peine ; cependant on n'eft pas plus pour cela en droit de le mettre au rang des poifons, que le lait qui caufe quelquefois des fymptomes mortels. Si on raifonnoit ainfi il n'y auroit aucun aliment de difficile digeftion, qui ne pût être mis dans la claffe des poifons.

Ceux qui demeurent auprès des eaux dormantes, nous affurent que la chair de tortue marine, mangée dans le temps du coït, c'eft-à-dire, en Juillet & Août, caufe une gonorrhée accompagnée d'ardeur. Valifneri attribue le même effet aux grenouilles ; mais tout cela mérite d'être confirmé.

Il faut s'abftenir de manger des œufs de brochet & de barbeau, parce qu'ils caufent le cholera ; fi par malheur on en a mangé, il faut promptement avoir recours à l'émétique ; par exemple, on peut prendre six grains de tartre émétique, dissous dans trois verrées d'eau tiede que l'on boit en demi-heure ; si la maladie est confirmée, ce qui n'arrive que six à sept heures après le repas, il faut boire beaucoup d'eau de poulet , prendre plusieurs lavements faits avec la même eau ; si les nausées & l'évanouissement affoiblissent , prescrivez vingt gouttes de laudanum liquide dans une eau cordiale. Cette méthode de traiter le cholera causé par les œufs de barbeau m'a réussi deux fois ; on peut également l'appliquer à celle qui est causée par les œufs de brochet.

Si quelqu'un mange imprudemment beaucoup de sang , qui en séjournant trop long-temps dans l'estomac , cause des nausées , le vomissement & autres symptomes , qu'il boive une verrée d'eau , dans laquelle on aura fait dissoudre une dragme de nitre ; il peut encore prendre du vinaigre pur : je n'ai rien connu qui dissolve plus promptement le sang caillé ; je m'en suis assuré par plusieurs expériences faites *in vitro*.

Nous ignorons l'antidote du foie

du chat marin ; plusieurs faits nous portent à croire que le venin de cet animal n'est point natif, puisque d'autres poissons ont causé de semblables symptomes : un morceau de ton qui fut servi sur la table de trois habitants de Montpellier, causa à ceux qui en mangerent une rougeur érésipelateuse, accompagnée d'ardeur pendant tout le temps de la digestion ; des mendiants, à qui on donna les restes, éprouverent les mémes symptomes, sans que cependant l'épiderme se détachât par lames, comme cela arrive après que l'on a mangé du foie de chat marin. On peut croire que ces poissons, qui sont fort voraces, mangent indifféremment d'autres poissons pourris, sur-tout ceux que l'on attache aux hameçons, dont la putréfaction est plus développée, ce qui leur fournit un chyle alkalescent, putride, dont les qualités vénéneuses sont encore exaltées dans l'organe de la bile : ajoutez ce que nous avons dit sur les moules.

Nous n'avons aucun fait qui nous

autorife à ranger dans la claffe des animaux vénéneux les guêpes, les abeilles, les frêlons, le taon, les coufins & autres infectes. Le Créateur leur a donné des trompes, des piquants, pour qu'ils puffent percer la peau des bœufs, des chenilles, l'eftomac des mulets, l'écorce des arbres; c'eft par ce moyen qu'ils affurent à leurs œufs des nids, & à leurs petits des retraites; il étoit néceffaire pour que l'ouverture ne fe fermât pas trop tôt, qu'ils puffent diftiller dans la plaie une liqueur corrofive : c'eft pour la même raifon que nous dilatons les plaies avec des cauftiques. Voilà l'origine des différents efpeces d'abcès que nous obfervons fur les plantes, comme les noix de galle, & les autres nids d'infectes : c'eft pour cette fin que ces animaux ont reçu une liqueur âcre, très-propre à produire ces effets. Le célebre de Reaumur, qui a goûté celle de la guêpe, la compare à l'efprit de nitre : or l'on fait que les humeurs des infectes contiennent un acide facile à fe déve-

lopper. Homberg l'a retiré des fourmis & des cloportes. Il est vraisemblable que cet acide est séparé &
concentré dans la follicule des insectes ; mais il est aisé de voir qu'il
mérite à peine le nom de venin ; il
ne produit d'autres effets remarquables qu'une petite tumeur accompagnée de douleur. J'ai cependant
vu un Soldat chauve dangereuse-
ment malade ; sa tête avoit été
piquée par un essain d'abeilles dont
il avoit voulu enlever le miel, sans
prendre les précautions nécessaires.
Nos paysans, plus prudents, chas-
sent les abeilles par le moyen de
la sumeée, lorsqu'ils veulent faire
la récolte du miel. Le peuple con-
seille de frotter la plaie, causée
par les piquants des abeilles, de
trois herbes aromatiques ; c'est un
remede spécifique, car lorsque l'on
perd son temps à chercher les plantes en question, la Nature dissipe
la douleur & l'inflammation. M. de
Reaumur, & M. Simon Auteur du
Livre intitulé : *La Republique des
Abeilles*, n'ont rien trouvé de plus

efficace que de laver souvent la plaie avec de l'eau froide & de retirer l'aiguillon.

Les cantharides prises intérieurement donnent lieu à l'ardeur d'urine, au priapisme, aux douleurs néphrétiques ; enfin, pour tout dire en un mot, à l'inflammation des voies urinaires ; les bains, la saignée, les émulsions remplissent les indications générales, le camphre présente un remede-spécifique ; nous le devons à un Médecin Anglois, (24) détenu en prison par l'envie de ses Confreres, il fut obligé de constater les avantages & l'innocence de son remede ; il prescrivoit une forte dose de cantharides aux malades qui étoient attaqués d'ulceres aux reins, mais il en énervoit la force en ajoutant le double ou le triple de camphre : c'est ainsi que l'esprit de vin corrige les plus puissants émétiques tirés de l'antimoine & les changent en remedes purement diaphorétiques ; c'est ainsi que l'acide vitriolique le plus concentré est singuliérement adouci par le même spiritueux, &

eft transformé en un clixir cordial & tempérant. On appelle ce remede gouttes anodines d'Hoffman.

La vipere, ou, felon la phrafe de Linné, la couleuvre à 145. écouffons abdominaux, & 135. écailles à la queue, eft le feul animal de France qui foit véritablement vénéneux; elle contient un poifon qui, diftillé même en petite quantité dans une plaie, caufe les fymptomes les plus funeftes & la mort même fi on n'apporte un prompt fecours : ce venin, qui eft fi funefte aux quadrupedes & aux oifeaux, ne caufe aucun mal aux autres viperes; car, felon Valifneri, ces amphibies fe bleffent impunément les uns & les autres : cette liqueur meurtriere eft cachée vers l'origine des dents canines de la mâchoire fupérieure, qui étant creufées à l'intérieur dans leur corps, s'appliquent contre le palais, lorfque la vipere ne veut pas s'en fervir, & lorfqu'elle n'a befoin que de fes petites dents, qui font femblables à celles des autres ferpents. Cette amphibie n'a pas un

caractere si méchant qu'elle soit portée naturellement à attaquer l'homme ; on la peut prendre en sureté,
car elle ne mort que lorsqu'elle est
irritée ou traitée trop durement ; elle
mange les rats, les crapauds & autres animaux beaucoup plus gros
qu'elle ; comme elle n'a ni dents mo-
laires ni véritables dents incisives,
elle les avale tout entiers : en dilatant singuliérement son œsophage,
elle les conduit peu à peu dans son
estomac, dans lequel ils séjournent
plusieurs semaines presqu'entiers. Il
a donc fallu qu'elle pût tuer sa proie
avant de l'avaler, soit pour qu'elle
ne pût s'enfuir, soit pour qu'elle
fût plus facilement digérée : or la
vipere ne peut tuer que par son venin : il lui sert encore de ferment
très-propre à accélérer la digestion.
Comme la trituration ne peut avoir
lieu dans un estomac aussi distendu
& sans ressort, la digestion se fait
uniquement par dissolution dans les
animaux qui, comme la vipere,
ont l'estomac membraneux : c'est ce
que M. de Reaumur a prouvé par

les belles expériences qu'il a fait fur la bufe.

La vipere rejette les parties offeufes des animaux qu'elle a avalé douze jours auparavant ; elle n'a pas befoin d'autre nourriture pendant plufieurs mois ; elle peut vivre un an fans manger : j'ai confervé un afpic pendant feize mois dans une bouteille ; il eft vrai qu'il refta tout ce temps fans mouvement & refferré.

La morfure de la vipere n'eft pas toujours vénéneufe, foit parce que quelquefois elle n'emploie pas fes dents canines pour mordre, foit parce qu'elle a épuifé auparavant fa liqueur ; cette derniere obfervation a fait tomber Charas (25) dans l'erreur : cet homme célebre s'imagina que la vipere n'avoit point de follicule vers la racine des dents, & qu'elle ne pouvoit caufer la mort que lorfqu'elle étoit irritée ; mais Arifquin & Méad ont prouvé très-évidemment qu'il s'étoit trompé ; ils ont fait voir que fi l'on bleffoit des chiens ou des colombes avec un ftilet taillé en forme de bec de plume à écrire, & trempé dans la liqueur de la follicule de la vipere, ils périssent infailliblement ; les chiens éprouvent le vomissement, les convulsions, le tremblement. Les viperes, à qui on a arraché les dents canines, ne sont pas plus dangereuses que les serpents que les femmes de Corogne en Galice portent dans leur sein pour se rafraîchir.

Il n'est pas facile de déterminer quelle est la nature du poison de la vipere ; il a la couleur & la consistance de l'huile d'amande douce ; si nous en croyons Valisneri, sa saveur (26) est à peu près la même ; elle lui a seulement paru plus fade & plus nauséeuse. Méad qui a goûté cette liqueur avec plusieurs de ses amis, assure qu'elle est âcre & brûlante comme l'esprit de nitre, & que l'impression qu'elle laisse sur la langue dure deux ou trois heures ; l'un des ses amis éprouva une inflammation qui ne fut calmée qu'au bout de deux jours ; d'ailleurs le venin pris intérieurement ou appliqué sur la peau, pourvu qu'il n'y ait ni plaie ni ulcere, ne produit aucun mauvais effet ; phénomene qui n'a pas été inconnu à Gallien & à Lucain.

Si on examine cette liqueur au microscope, elle ressemble assez à la toile des araignées ; Méad conçoit ces filaments comme des corps durs & tranchants qui peuvent expliquer tous les phénomenes du venin de la vipere : mais nous croyons qu'il est plus raisonnable de comparer ces filaments aux fibrilles que le sang tiré des veines du pied présente quelquefois.

Les coins & la scie ne sont pas toujours nécessaires pour fendre, diviser les corps les plus solides. Les sels n'ont pas plus de privilege pour diviser que les autres corps, quoiqu'en disent certains Physiciens, qui font agir ces sels à tort & à travers. L'écorce du corail n'est-elle pas rongée par l'huile de la cire ? le plus dur des métaux n'est-il pas attaqué par l'eau pure ? La corrosion dépend de la vélocité avec laquelle les molécules du dissolvant pénetrent

celles

celles du corps à diffoudre ; cette vélocité obéit aux loix de la gravité fpécifique & de la figure des molécules qui rendent les contacts plus nombreux & augmentent la force d'adhéfion , felon les principes du favant Hamberger. Cependant je ne nie pas que les particules primitives de la liqueur vénéneufe de la vipere ne puiffent être pointues, dures, en dents de fcie, &c. mais ces figures ne peuvent être faifies par les meilleurs microfcopes , & fi elles exiftent, elles ont toujours befoin d'une force étrangete pour agir.

Le venin dont nous parlons affecte à peine les nerfs de la langue ; car la falive les garantit de fon impreffion ; c'eft ainfi que l'huile verfée fur le fer le préferve de la rouille : mais fi vous mêlez la liqueur de la vipere avec le fang , elle irrite puiffamment les nerfs qui s'offriront prefque nus ; le fang paroît propre à développer fon acrimonie ; par fon union avec elle , il devient capable de corroder les nerfs du cœur & des arteres , ce qui produit

le refferrement & la convulſion des
vaiſſeaux qui contiennent le ſang ;
cette liqueur vénéneuſe , répandue
dans la plaie , eſt rapportée au
cœur par les veines : or plus ces vaiſſeaux ſont petits & éloignées du
cœur , plus il faut de temps pour
y ramener le poiſon ; les vaiſſeaux
qui avoiſinent la plaie étant irrités ,
mettent des obſtacles à la circula-
lation & empêchent les progrès du
venin ; ce ſpaſme ſemble être prouvé par la douleur qui eſt plus conſidérable que l'on ne devroit l'attendre de la piquûre d'un ſtilet ,
& par l'enſlure qui eſt d'abord rouge & enſuite noire ; ſi , par exemple , la main a été bleſſée , la tumeur s'étend peu à peu & par degrés vers le carpe , l'avant-bras , le
bras ; elle ſuit le mouvement du
venin qui avance dans les veines ;
dès que le col s'enſle & paroît livide , le venin commence à agir ſur
le cœur ; alors cet organe entre en
convulſion , ſon refferrement ne lui
permet pas de recevoir beaucoup de
ſang des veines & d'en envoyer ſuf-

fisamment aux arteres, ce qui cause l'irrégularité du pouls, la foiblesse : à ces symptomes succedent
les défaillances qui sont bientôt suivies de la mort, si on ne donne un
prompt secours. (27)

Il n'y a aucune partie dans le
corps humain qui présente plus de
nerfs que l'estomac, & qui les ait
aussi sensibles ; ils communiquent
avec ceux du cœur ; le sang infecté par le venin de la vipere par-
vient bientôt aux vaisseaux de l'estomac, ce qui cause les nausées, le vomissement, les cardialgies. Selon l'observation de Tison, une goutte du venin de la vipere appellée *coluber perspicillatus*, versée sur une cuillerée
de sang nouvellement tiré , excite
une effervescence & lui procure une
couleur jaune ; c'est peut-être par cette cause que la jaunisse suit assez souvent la morsure de la vipere, lorsque le malade résiste long-temps au
venin; ou ne se resce pas plutôt,
parce que les vaisseaux qui portent
au foie la matiere de la bile étant
contractés par les anneaux nerveux

H 2

dont ils font environnés, cette matiere excrémentielle fe répand dans les vaiffeaux lymphatiques & colore bientôt la furface extérieure du corps.

Quelques perfonnes éprouvent, après la morfure de la vipere un froid fi violent, que les plus grandes chaleurs de l'été ne peuvent les échaufer : Valifneri a obfervé ce phénomene fur une fille qui fut mordue au col. Ceux qui croient, avec Lemeri, que ce poifon coagule le fang, expliquent aifément ce phénomene; le fang étant coagulé la fécrétion de la bile eft empéchée, elle reflue dans la maffe des humeurs, ce qui donne lieu à la tumeur, la rend livide, excite le froid, &c. mais cette hypothefe ne s'accorde point avec les obfervations : les cadavres de ceux qui font morts après avoir été mordus par des viperes, offrent un fang plus fluide & plus diffout que celui des perfonnes faines; c'eft ce qu'a obfervé Valifneri; ajoutez que Méad, qui, en 1735, avoit cru avoir trouvé dans le venin de la vipere un acide capable de coaguler, ne l'a point confirmé lorſqu'il a fait par la ſuite des expériences plus exactes; cet homme célebre verſa une goutte de la liqueur vénéneuſe ſur du ſang qui n'éprouva pas le moindre changement, ni quant à ſa couleur, ni quant à ſa conſiſtance; il préſenta un gobelet à mordre à pluſieurs viperes pour recueillir une ſuffiſante quantité de la liqueur, elle ne changea point la couleur du ſirop violat, ni de la teinture d'héliotrope; elle ne fit point d'efferveſcence avec l'acide nitreux, ni avec l'acide marin; les mêmes phénomenes s'obſerverent en la mêlant avec l'huile de tartre par défaillance, & le ſel volatil de corne de cerf: d'où l'on peut conclure que le venin de vipere ne contient point d'acide nu, & que toutes les théories chymiques ne peuvent expliquer les phénomenes qui ſuivent la morſure de ce ſerpent: cependant nous allons démontrer par les expériences les plus poſitives, que ce venin peut être détruit par les alkalis volatils, & que l'on ne connoît pas d'antidote plus certain que les sels de cette nature.

1°. Les viperes qui fourniffent une grande quantité d'alkali volatil par l'analyfe chymique, contiennent elles-mêmes (28) l'antidote de leur poifon ; nous avons déja obfervé, d'après Valifneri, qu'elles fe bleffent impunément. 2°. Leur chair récente ou defféchée & réduite en poudre, foit qu'elle foit prife intérieurement ou appliquée extérieurement, (on en peut dire autant du fel de vipere ou de leur graiffe,) guérit leur morfure. La foif qui tourmente ceux qui prennent ces remedes à haute dofe, annonce affez leur particules alkalines ; la chair d'afpic produit le même effet. Je mangeai un foir à foupé un afpic frit avec fix de mes amis, nous fumes tourmentés par la foif pendant toute la nuit.

Tous les fels alkalis volatils comme celui de la vipere, ou celui de fel ammoniac, produifent à peu près les mêmes effets ; ils détruifent heureufement le venin de la vipere, foit qu'on les prenne intérieurement, ou qu'on les applique extérieurement; l'eau de Luce, qui n'eft autre chofe que l'alkali volatil fucciné, eft de ce genre : c'eft avec elle que M. de Juffieu guérit un jeune homme qui fut mordu par une vipere dans une herborifation. (*) Il eft très-certain que ce célebre Naturalifte a fait plufieurs heureufes épreuves avec les alkalis ; (29) il ne doute pas qu'au défaut de l'alkali volatil on ne puiffe fe fervir auffi utilement des plantes alkalines , comme des cruciferes; on peut verfer fur la plaie quelques gouttes d'eau de Luce, ce que l'on répete trois ou quatre fois dans la journée; on en prefcrit autant de fois cinq à fix gouttes pour prendre intérieurement, ce qui doit être répété s'il y a défaillance : ce traitement excite la fueur; fi on n'a pas fous la main cette liqueur, on peut y fuppléer par l'ufage interne

---

(*) Voyez-en l'hiftoire dans les Mémoires de l'Académie de Paris , année 1747.

& externe du fuc des plantes cruciferes, qui ont une odeur & une faveur forte, comme le creſſon de jardin, l'aquatique, le paſſerage, la roquette, la moutarde, le raifort aquatique, &c.

4°. L'huile tiré de la chair des viperes guérit leur morfure. Kalme & Mitcheli acheterent ce fecret d'un Marchand de viperes de Londres, qui l'avoit éprouvé par un long ufage; mais l'huile d'olive ne guérit pas, comme l'éprouva ce payfan qui fe laiſſa mordre par une vipere en préſence de la Société de Londres; il auroit été puni de fa témérité fi on ne l'avoit pas promptement fecouru avec les alkalis volatils. Méad a fait quelques expériences avec la graiſſe de vipere qui n'ont pas été fans fuccès.

On fait que la racine de fenega ou le poligala de Virginie eſt un excellent remede contre la morfure du ferpent à fonnette, fi on la donne intérieurement & fi on l'applique extérieurement: or ce ferpent eſt une efpece de vipere; pourquoi

donc la même racine ne guériroit-
elle pas la morsure de celle de notre pays ? On en a nouvellement
beaucoup apporté en France ; je l'ai
goûté & j'ai éprouvé une faveur
âcre, assez semblable à celle du
passerage & du cochléaria : or les
analyses chymiques, faites par l'A-
cadémie des Sciences, prouvent que
les cruciferes contiennent une grande quantité d'alkalis volatils. L'il-
lustre Burkard, qui a analysé la
racine du senega, en a obtenu les
mêmes principes que des cruciferes
ou des plantes de la tetradynamie
de Linné : ce dernier a observé que
la teinture de cette racine contient
beaucoup de parties très-spirituea-
ses ; que si on la verse sur de la
dissolution de sublimé corrosif, on
obtient un précipité blanc ; elle ver-
dit le sirop violat ; elle a donc tous
les caracteres des remedes qui peuvent puissamment détruire le venin
de la vipere. Dès que les Indiens
ont été mordus par le serpent à
clochette, ils sucent la plaie comme
des Psyles ; après quoi ils appliquent

H 5

la rácine de fenega. La fuccion n'eſt pas moins utile pour la morſure de la vipere , ſur-tout ſi auparavant on ſe remplit la bouche d'huile d'olive pour amortir l'impreſſion que peut cauſer le venin ; d'ailleurs nous avertiſſons qu'il ne faut pas trop ſe repoſer ſur pluſieurs remedes vantés contre le venin de la vipere ; comme la pierre couleuvrine, la corne d'élan demi - calcinée, la terre blanche de Malthe ; toutes ces drogues ſont ſans vertu , comme l'a démontré Valiſneri. On ne ſauroit trop inſiſter là-deſſus ; car il eſt certain que le vulgaire n'a pas moins de préjugé ſur les antidotes que ſur les poiſons.

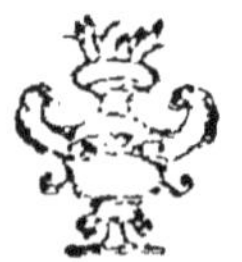

NOTES.

(1) On ne sauroit trop inculquer cette grande vérité, que les poisons ne sont point réellement différents des médicaments héroïques ; les observations des Médecins très-modernes prouvent invinciblement qu'il n'y a aucun poison absolu : tous sont ou peuvent être utilement administrés dans certaines maladies. Nous ne guérissons qu'en occasionnant des accidents diamétralement opposés à ceux de la maladie; les poisons causent de grandes révolutions, de même que les médicaments énergiques : ces changemens sont opposés, par leur nature & leurs effets, à d'autres modifications morbifiques observables ou observées sur le corps humain. Celui-là donc sera vraiment Praticien qui aura assez de sagacité pour déterminer la nature des modifications de chaque maladie, & les modifications contraires, que les remedes ou les poisons peuvent exciter dans l'économie animale; mais cela ne suffit pas pour le succès, il faut qu'il ait la noble hardiesse d'employer ces grands moyens, & que les malades soient assez dociles pour s'y soumettre. Déja l'on a mis au rang de nos excellents médicamens la ciguë, la jusquiame, le stramonium, &c. pourquoi n'emploiera-t-on pas plus

souvent les tithymales , les renoncules, la bryone , la clématide, le garou ? &c.

(2) Si nous devons mesurer les obligations que nous avons aux Savants qui nous instruisent , par l'importance des vérités qu'ils établissent & des erreurs qu'ils détruisent, M. de Sauvages a droit à toute notre reconnoissance. Il a employé toute sa vie à sapper les fondemens des erreurs les plus meurtrieres, & des préjugés les plus honteux : pour nous en convaincre par un exemple tiré de notre sujet, supposons qu'un homme qui a lu tout ce que les anciens ont écrit sur les animaux, passe sa vie à la campagne; il ne fera pas un pas dans les bois ou dans les prairies sans être tourmenté par la crainte de quelques animaux vénéneux : supposons maintenant qu'il lise les Ouvrages de notre Auteur , toutes ses frayeurs s'éclipseront; il ne lui restera d'autre inquiétude que celle de la vipere , encore sera-t elle très-légere s'il considere qu'il a sous la main un spécifique assuré.

(3) Les anciens nous assurent que les personnes qui caressent les chats, qui les couchent dans leur lit, & partant s'exposent à leur respiration, font à la longue attaquées de phtisie pulmonaire; ils nous rapportent même quelques observations qui ont long temps suspendu notre jugement: mais après un mûr examen & une foule de faits, nous nous sommes assurés que cette assertion est aussi peu fondée que plusieurs autres que nous trouvons dans

leurs écrits. Nous avons vu quelques jeunes filles attaquées de phtisie, & a qui on pouvoit reprocher d'aimer les chats : mais en les examinant avec soin, nous nous sommes convaincus que leur maladie avoit d'autres principes plus efficaces que la respiration de ces animaux ; elles étoient nées de parents poitrinaires : voilà probablement ce qui a trompé les anciens. Rien n'est plus commun dans leurs ouvrages que ce faux raisonnement : *post hoc, ergo propter hoc.*

(4) On dira peut-être qu'il est certain qu'une égratignure qui effleure à peine la peau est plus douloureuse & plus longue à guérir qu'une plaie profonde, & que par conséquent il faut que la griffe du chat ait quelque chose de vénéneux. Cette objection tombera en ruine si l'on fait attention à la maniere dont l'ongle de cet animal attaque la peau : il commence à percer purement & simplement cet organe, après quoi en retirant brusquement la patte, il déchire ; par là il est évident qu'il occasionne des tiraillements dans les nerfs, qui peuvent très-bien expliquer la différence de cette plaie d'avec celle qui est causée par un instrument tranchant.

(5) Ce phénomene de l'enflure des levres, après avoir mangé des fruits secs, n'est pas bien fréquent ; nous avons vu manger de ces fruits à une foule de personnes, sans qu'elles aient éprouvé aucune incommodité ; ces fruits avoient été tenus long-temps dans des greniers très-fréquentés par les rats. Nous sommes assez portés

à croire que la conjecture de M. de Sauvages est un peu précaire. Il n'est pas trop probable que ces animaux se salissent sur les denrées en les mangeant ; d'ailleurs ce phénomene à expliquer nous paroît très-simple ; il dépend probablement de la délicatesse de la peau de ceux qui en sont les sujets. Nous voyons tous les jours des femmes dont le tissu des levres est si irritable, que la poussiere seule leur cause l'enflure & des boutons. On peut donc croire que l'altération des fruits suffit pour donner lieu aux accidents mentionnés dans le texte. L'observation des qualités de l'urine des chats est très-digne d'être remarquée par les Chymistes ; il est certain que cet excrément tache toutes les étoffes sans ressource ; mais cela ne dépend point de la révolution causée par le rut ; dans quelque temps que ce soit cette liqueur produit cet effet, comme nous l'avons vérifié : or l'on sait que l'urine de l'homme est très-bonne pour enlever plusieurs taches ; elle fait la fonction d'un savon : les blanchisseuses qui le savent, n'oublient pas, pour rendre leur lessive meilleure, de jetter par dessus le linge quelques baquets d'urine un peu altérée ; cette différence mérite certainement d'être suivie par les Chymistes ; celui qui nous donneroit la solution de cette difficulté, avanceroit d'autant nos connoissances physiques. Ajoutons que presque toute la Chymie, que l'on peut appeller comparée, est encore à créer: Savons-nous, par exemple, pourquoi le sang des chiens répand une odeur finguliere, que nous ne fentons point en flairant celui de l'homme ? &c.

(6) Les Médecins ne devroient point regarder avec tant de pitié les hommes qui font entêtés d'idées médicinales abfurdes & ridicules ; ils feroient moins orgueilleux de leur fupériorité, s'ils avoient bien préfent à l'efprit l'hiftoire de leur Art. Lifons en réfléchiffant un ou deux bons Auteurs de chaque fiecle, faifons-en des extraits raifonnés, appliquons leurs idées à la médecine populaire, nous nous convaincrons que tous les préjugés du peuple, toutes fes erreurs médicinales, lui ont été enfeignés par les plus célebres Médecins anciens & modernes : en effet, ne trouvons-nous pas fes remedes fignés, fes amuletes chez nos plus graves écrivains ? Son fyftême des mouvements de la matrice n'a-t-il pas été enfeigné plufieurs fiecles dans nos Ecoles ? fes terreurs fur les poifons, fur les qualités vénéneufes du flux menftruel ne lui ont-elles pas été infpirées par des Médecins de grande réputation ? Difons plus, peut-être dans un fiecle, au plus tard, la Médecine domeftique des gens du monde, qui connoiffent une partie de nos dogmes modernes, paffera chez le peuple, & fera regardée avec la même pitié par les Médecins qui nous fuccéderont ; peut-être riront-ils de nos idées fur les médicaments qui échauffent, rafraîchiffent, fur l'épaiffiffement de nos humeurs, fur nos acrimonies, &c.

(7) Les mauvais effets des œufs de brochet, ne font pas auffi démontrés que M,

de Sauvages semble l'annoncer ; il s'appuie
sur l'autorité de Gessner : or cet infatigable
compilateur dit seulement que les œufs de
brochet paroissent aussi nuisibles que ceux
de barbeau : *videntur enim æque noxia.* Dans
un autre endroit de son ouvrage il avance
que quelques-uns disent que les œufs de
brochet excitent le cholera comme ceux
de barbeau ; que cependant Plattina , liv.
VIII. ch. 41. donne la composition d'une
tourte d'homar ou de langouste , dans laquelle il ajoute les œufs de brochet. En ré-
fléchissant sur ces passages de Gessner , il
paroît qu'il n'étoit pas bien convaicu des
mauvais effets des œufs de brochet ; mais
ce qui nous empêcheroit de prononcer à
cet égard , & d'être de l'avis de notre il-
lustre Professeur, c'est que nous savons que
plusieurs personnes en ont mangé sans en
être sensiblement incommodées.

(8) Je connois des Ecoles de Médecine
dans lesquelles on explique pompeusement
des phénomenes aussi difficiles que celui
qui fait le sujet de cette observation ; mais
les vrais Médecins rient en secret de la pré-
somption de leurs Confreres ; ils sont très-
persuadés que nous ignorons une grande
partie des loix de l'économie animale ;
que celles que nous connoissons peuvent
nous donner des explications certaines de
plusieurs phénomenes ; mais que la raison
& l'expérience nous invitent de concert à
jeter le voile du doute sur plusieurs autres ,
pour lesquelles nous n'avons point encore
de boussole. L'Action du foie du chat marin

est certainement dans ce cas, de même que la plupart des poisons. Nous n'avons presque aucun point d'analogie bien déterminé: or les Philosophes savent que la meilleure méthode de raisonner sur des matieres de physique est fondée sur l'art de l'analogisme, art que peu de Philosophes connoissent, art difficile, puisque les plus beaux génies de ce siecle, qui l'ont le plus employés, ont été entraînés dans l'erreur, malgré toute leur sagacité; les Haller, les Buffon, les Senac n'accepteroient certainement pas que leur corps fût conduit selon les regles qu'ils ont établies, ou si par amour propre ou autrement, ils l'acceptoient, il est très-probable que l'Europe savante seroit bientôt privée de leurs talents.

(9) Tous les insectes, dont M. de Sauvages vient de parler, causent par leurs piquûres plus ou moins de douleur, suivant l'endroit qu'ils attaquent, & suivant la profondeur de la plaie: j'ai connu quelques personnes qui ayant été piquées par des guêpes à l'extrêmité des doigts autour de l'ongle, ressentoient des douleurs affreuses pendant plusieurs heures; elles assuroient n'avoir jamais autant souffert; & ce qu'il faut bien remarquer, la douleur étoit à son plus haut période dans le moment même de la blessure: je me suis aussi assuré que l'on souffre plus ou moins à proportion que l'insecte darde plus avant son aiguillon. Je fis piquer la patte d'un chien que j'avois rasée & fait engager dans

un bocal dans lequel j'avois mis une guêpe; par ce moyen je pus obferver la maniere dont cet infecte exerçoit fes fureurs:
il me parut qu'étant tranquille il retiroit
fon aguillon, mais fi j'en mettois un autre, & que le chien remuât la patte & fe
plaignît, alors l'infecte piquoit à la hâte,
l'aiguillon reftoit dans la plaie, & je ju-
geai qu'il avoit peu pénétré par les plaintes du chien qui étoient moins vives que
lorfque la guêpe piquoit paifiblement.
D'après ces obfervations on peut voir aifément qu'il ne faut point conclure, fur un
fait feulement, des douleurs & des dangers des piquûres des infectes; que les accidents doivent varier fuivant la partie
offenfée, la profondeur de la plaie, la du-
reté de la peau de l'individu qui eft bleffé.

(10) Peut-être que fi M. de Reaumur
avoit fuivi les enfants à la chaffe des nids,
il n'auroit pas dé laré les chenilles auffi
innocentes. Nous avons fouvent vu des
Ecoliers revenir du bois ayant le col couvert de groffes tumeurs oblongues, fail-
lantes de cinq à fix lignes, blanches à la
fuperficie comme les piquûres d'orties &
rouges à la bafe; ils éprouvoient des démangeaifons & des ardeurs très fatiguan-
tes. Je me rappelle d'en avoir fouffert de
femblables; on ne peut douter qu'elles ne
fuffent caufées par les chenilles: outre que
ces tumeurs affectoient leur figure, j'ai
obfervé qu'elles paroiffoient précifément
au même endroit où j'avois ôté ces infectes. Peut-être leurs poils pénetrent ils les

pores de la peau & laisse une humeur âcre semblable à celle qui est fournie par les piquants des orties.

(11) Peut-être trouverons-nous parmi les médicaments indigenes les succédanés de tous les exotiques; sans entrer dans les preuves de cette assertion qui trouveront leur place dans quelques autres Ouvrages, nous pouvons avancer que les cantharides ne sont pas les seuls insectes qui peuvent être employés pour les vésicatoires. Les Maréchaux savent depuis long-temps que le meloë proscarabé, ou le scarabé onctueux excite des vessies, enflamme la peau & agit peut-être plus efficacement que les cantharides : si l'on touche cet insecte, qui est mollasse, il fait sortir de ses articulations une humeur grasse & brune qui cause un moment après une ardeur & des démangeaisons singulieres. Nous ne saurions trop recommander aux Praticiens de tourner leur vue sur ce meloë : quelques essais que nous en avons fait, nous convainquent qu'il seroit plus précieux pour la pratique que les cantharides, qui, sans être bien cheres, & absolument exotiques, ne se trouvent pas communément dans toutes les Provinces au lieu que le scarabé onctueux est très-commun dans nos terres. Nous devons encore avertir qu'il n'est pas le seul après les cantharides qui soit vésicant, plusieurs autres insectes le sont, & il y en a parmi eux qui ont des propriétés médicinales singulieres, les chrysomeles, les buprestes,

doivent fur-tout fixer l'attention des Natu~
raliftes Praticiens.

(12) Si tous les phénomenes confignés
dans les écrits étoient traités avec autant
de févérité que le tarentifme l'a été par
les Médecins Italiens très-modernes, le
corps de doctrine médecinale feroit réduit
à fi peu de chofe, que les plus favants
Médecins auroient de bien vifs regrets d'a-
voir employé une partie de leur vie à en-
taffer dans leur mémoire une foule de
fables, croyant qu'elles étoient autant de
vérités; en effet, quel eft le Médecin un
peu philofophe, qui voudroit garantir fur
fa vie la centieme partie des faits confignés
dans nos immenfes compilations de matiere médicale, d'Anatomie, de Phyfiologie
& de Pathologie; cependant fi nous écoutons la raifon, nous ferons obligés de
regarder, comme au moins probable,
plufieurs faits dont nous pouvons & devons
douter : ce que l'on nous dit des araignées
eft dans ce cas. Examinez les pinces de celles qui habitent les caves, vous verrez que,
comme l'avance M. de Sauvages, elles
font fiftuleufes; irritez-les, vous verrez les
extrêmités humectées par une liqueur rouf-
fâtre, qui, appliquée fur la peau, y caufe
des démangeaifons, des rougeurs; faites
attention à l'analogie, vous trouverez des
infectes qui, pris intérieurement, comme
les cantharides, le fcarabé onctueux, font
mortels : pourquoi certaines araignées ne
le feroient-elles pas? Je conviens avec notre Auteur, que plufieurs perfonnes ava-

lent des araignées en mangeant des raisins, mais elles font jeunes, petites, peu dégoûtantes, elles n'ont point l'empreinte des poisons. Ne savons-nous pas que certains végétaux sont sans activité lorsqu'ils sont jeunes, & deviennent en grandissant des poisons féroces ? peut être les araignées font sous cette condition ; peut-être que les différentes nourritures de chaque espece modifient leurs humeurs : enfin ce qui doit augmenter notre défiance, c'est que nous avons certains faits, qui quoique douteux, doivent nous faire appréhender. J'ai vu des vaches revenues des champs bien portantes, rester quelques jours à l'écurie, la Bergere assure que jusqu'à ce moment elles mangeoient de bon appétit ; tout à coup elles se fatiguent, sont oppressées, étendues sur la litiere, elles n'ont aucune vigueur, ne peuvent se relever, les naseaux sont comme en convulsion, leur ventre est prodigieusement distendu ; elles ont la peau seche, on y sent des frémissements ; les paysans attribuent tous ces symptomes aux araignées; ils assurent que les bestiaux ne les éprouvent que lorsqu'ils ont avalé cette espece noire, grosse, à longues pinces, qui est l'araignée de cave. Je le répete, nous devons suspendre notre jugement à cet égard, jusqu'à ce que des observations faites par des Médecins éclairés nous indiquent plus positivement ce que nous devons croire.

(13) Quelque vénération que j'aie pour M. de Sauvages, à qui j'ai tant d'obliga-

tion, je ne peux m'empêcher d'avertir mes
lecteurs de se défier du ton dogmatique
qu'il affecte en parlant des effets du scorpion ; je suis très-persuadé que cet animal
n'est pas aussi dangereux que le peuple le
pense ; mais je ne crois pas que l'on puisse
avec certitude de cause, le déclarer absolument innocent. Des Auteurs graves nous
assurent que sa piquûre cause des inflammations, le vomissement, les convulsions,
des gonflements aux aines, des priapis-
mes, le sanglot, le froid des extrêmités
& la mort même. Ils observent que la
piquûre est d'autant plus dangereuse que
les chaleurs sont plus fortes & que l'animal est plus irrité, ou plus tourmenté
par la soif; ils avouent que les scorpions
des pays froids sont moins dangereux : on
trouve même quelques observations dans
les Ephémérides des Curieux de la nature, qui prouvent que ces insectes peuvent piquer sans suite fâcheuse ; mais les
partisans des anciennes doctrines, en
avouant ces phénomenes, les expliquent
en citant les remarques de leurs maîtres,
par lesquelles il conste que les scorpions ne blessent vivement que lorsqu'ils
font irrités, qu'ils ne lancent pas toujours dans la plaie leur venin ; ils prétendent même que le suc vénéneux de cet
insecte est si ardent, que si on presse sa
queue, il sort en vapeur bleuâtre, semblable à la flamme du soufre. Ajoutons
à ces assertions le témoignage de plusieurs
personnes sensées, qui assurent que même

dans nos Provinces peu méridionales, comme à Valence en Dauphiné, la piquûre
du scorpion n'est point sans danger : dans
toutes les maisons de cette Ville on con-
serve précieusement de l'huile de Scorpion ;
auroit-on songé à en faire si on n'avoit
éprouvé aucun mal après la morsure de
cet insecte ? Tout cela doit nous déterminer à suspendre notre jugement, jusqu'à
ce que nous ayons plusieurs observations
bien circonstanciées, qui prouvent d'une
maniere incontestable que les scorpions de
nos Provinces sont innocents. M. de Sauvages qui en étoit persuadé, auroit dû
irriter cet animal, s'en faire piquer ; alors
il auroit pu nous donner une preuve pé-
rémptoire : il ne l'a pas fait ; nous pouvons donc encore douter.

(14) Quoique nous ayons éprouvé par
notre propre expérience que les scolopen-
dres terrestres sont très-innocentes du crime de poison, nous croyons cependant devoir avertir nos lecteurs que les anciens ont
avancé qu'elles mordoient avec acharnement, & que leurs morsures causoient des
tumeurs qui donnoient bientôt des marques de gangrene. Lindestolpe assure en
avoir vu plusieurs exemples sur des vaches ;
il ajoute que ces insectes s'attachent principalement à leurs mamelles lorsqu'elles
sont couchées.

(15) La furie infernale de Linné offre des
phénomenes qui mériteroient d'être exa-
minés par des Médecins sceptiques ; ils
pourroient d'abord vérifier si cet insecte

tombe réellement de l'air ; ils seroient portés à en douter en confidérant 1°. que la furie infernale n'ayant point d'ailes, il eſt difficile de concevoir comment elle eſt foutenue par l'air; 2°. ils auroient quelques inquiétudes fur la maniere dont elle perce la peau & s'infinue dans les chairs. Le remede fingulier que l'on a propofé pour prévenir les maux que cet infecte caufe, feroit naître plufieurs queſtions à réfoudre, ils auroient de la peine à concevoir comment s'étant infinué dans les chairs, il peut rétrograder pour venir manger un morceau de fromage. Si malgré leur Scepticifme ils s'étoient convaincus de la vérité du fait, ils feroient encore obligés de réfléchir mûrement pour faifir avec vérité la liaifon des caufes & des effets de cet étrange phénomene.

(16) Si nous admettons la définition des poifons donnée par M. de Sauvages, les différents vers qui fe développent dans le corps humain, feront fouvent regardés comme tels; en effet, fi nous parcourons les obfervations pathologiques, nous trouverons plufieurs effets qui ne peuvent ni ne doivent s'expliquer méchaniquement; les maladies des enfants nous préfentent tous les jours des phénomenes caufés par les vers, abfolument femblables à ceux qui font les fuites des poifons proprement dits. Ces maladies méritent toute l'attention des Praticiens; le nombre des efpeces qui ont pour caufe l'affection vermineufe, eſt plus confidérable

table que l'on ne le penfe communément ; les Médecins devroient d'autant plus les étudier, que leur curation eft infaillible, fur-tout lorfque l'on connoît les remedes appropriés & les fpécifiques. Tout le monde fait que ceux qui ont le plus de réputation font fouvent les plus infideles ; le ver folitaire fur-tout eft des plus difficiles à détruire ; cependant nous touchons au moment que le public jouira généralement du fpécifique le plus fûr pour diffiper les accidents caufés par ce fingulier animal. Un Suiffe, peu connu d'ailleurs, l'a découvert, (fi l'on ajoute foi à l'hiftoire qu'il racontoit dans le temps,) en obfervant un de ces phénomenes trop négligés par les Médecins : les chiens font affez fujets au ver folitaire ; il en avoit un qui étoit attaqué de cette maladie : un jour en fe promenant, il lui vit manger une herbe qui lui fit rendre quelque temps après ce ver tout entier ; il profita en homme de bon fens de cette découverte, fit des effais fur l'homme qui lui réuffirent. Mr. Pouteau, célebre Chirurgien de Lyon, dont la réputation, fi bien méritée, n'eft point circonfcrite par l'enceinte de la ville qui a le bonheur de le poff18 der, a acheté le fecret de ce Suiffe. Nous fommes porté à croire que s'il n'en a pas encore enrichi la Médecine en le publiant, c'eft qu'il a voulu s'affurer, par une fuite d'obfervations bien faites, de la plus fûre méthode de l'adminiftrer. Quelques effais que nous avons fait fur des chiens attaqués du ver folitaire, nous portent à croire, (fi l'hiftoire rapportée par le Suiffe eft vraie ,) que la plante en queftion eft la petite Efule, ou *l'Euphorbia exigua* de Linné. Cette plante, bien adminiftrée, doit être regardée comme un purgatif policrefte ; fi après l'avoir fait deffécher, & avoir pulvérifé feulement les feuilles, on les incorpore dans fuffifante quantité de miel, on poffédera certainenement un remede qui, adminiftré à différentes dofes , purgera fans danger & fans accident les perfonnes de tout âge & de tout fexe. Ce remede eft prefque immanquable pour détruire les foyers vermineux dans les enfants ; il a été connu de tout temps , & s'il eft négligé aujourd'hui, c'eft que les Praticiens ignorent la véritable méthode de l'adminiftrer : la nôtre paroîtra raifonnable même à ceux qui ne la jugeront que d'après les notions théoriques : en effet, ils verront que la partie réfineufe de notre Efule, qui eft fon véritable principe médicamenteux, eft très efficacement corrigée foit par les fuites de la deffication , foit par le parenchyme lignieux , foit enfin par les principes conflitutifs du miel.

(17) L'ortie marine, ou la medufe de Linné, nous a fourni une obfervation qui confirme très-bien ce qu'en dit notre illuftre Auteur : un Etudiant en Médecine fe baignoit dans la mer avec quelques-uns de fes amis , dont j'étois du nombre, nous obfervions avec plaifir l'ortie marine qui flottoit çà & là autour de nous ; m'étant

reſſouvenu de ce que m'avoit dit M. de Sauvages ſur cet animal ſingulier, je le com-
muniquai à mes amis : cet Etudiant re-
garda comme chimérique tout ce que
j'avançois, & pour me le prouver, il
appliqua pluſieurs fois cet animal ſur le
ſcrotum & les parties qui l'avoiſinent ; il
le faiſoit, diſoit-il, pour ſe rafraîchir avec
cette eſpece de gelée animale ; mais un
quart d'heure après il eut lieu de ſe repen-
tir de ſon incrédulité : en effet, il reſſen-
tit dans ces parties des démangeaiſons extraordinaires, qui furent ſuivies par une
inflammation cutanée qui le tourmenta
pluſieurs jours. Ce phénomene nous fit
ſoupçonner une grande analogie entre le
principe actif de l'ortie marine, & celui
des fourmis. Les Chymiſtes ſavent que
celles-ci fourniſſent aſſez abondamment
un acide ſpontané : or nous avons éprouvé que ſi on les écraſe dans un mortier
& qu'on les applique ſur la peau, elles
excitent, tout comme l'ortie marine, des
démangeaiſons & une inflammation éré-
ſipélateuſe.

(18) J'ai vécu quelques années dans un
pays très-fertile en ſerpents ; le village
où étoit ma maiſon étoit adoſſé contre
une colline d'où ſortoient une multitude
de ſources qui ruiſſeloient de toute part ;
ces ſerpents étoient ſi communs, qu'il
ne ſe paſſoit pas un jour dans la belle ſai-
ſon que je n'en vis pluſieurs ſur ma ter-
raſſe : j'en ai reconnu trois eſpeces particulieres ; mais comme je n'ai pu retrou-

ver les defcriptions que j'en fis dans le temps, je me contenterai de rapporter les caracteres fenfibles. L'efpece la plus commune offre des individus de deux pieds de longueur, gros comme le doigt, le dos d'un gris foncé, le ventre d'un jaune blanchâtre ; ceux de la feconde font plus petits, plus noirs, plus actifs, plus impétueux ; ceux de la troifieme font quelquefois longs de cinq pieds, gros comme le bras, le dos tacheté de marques jaunes & grifes, le ventre d'un blanc affez clair. Toutes ces couleuvres font affez innocentes. La grande efpece qui mord vivement lorfqu'elle eft irritée, ne caufe cependant qu'un phlegmon fimple, qui fe termine par un abcès, fans autre accident qu'une fievre affez légere : je m'en fuis affuré par deux obfervations que j'ai décrites dans le temps dans mes *adverfaria*. Quant aux deux autres efpeces, je n'ai jamais appris dans le pays que perfonne en ait été mordu, ou au moins que leur morfure ait eu aucune fuite. Ces remarques confirment très-bien ce qu'avance M. de Sauvages ; cependant des Auteurs graves enfeignent le contraire : ils prétendent que plufieurs couleuvres caufent des fymptomes fâcheux, comme l'enflure, l'affoupiffement, le délire, &c. Que penfer de ces affertions ? qu'elles font les fruits de quelques fauffes analogies. Les Médecins, qui connoiffent la marche de l'efprit humain, ne font point étonnés de la multitude d'erreurs qui font confignées dans les faftes de l'Art.

Les bons obſervateurs ſont ſi rares, l'obſervation eſt par elle-même ſi difficile ; il
y a ſi peu d'hommes qui ſavent diriger
ſûrement les facultés de leurs eſprits, &
ſur-tout leur entendement, qu'il n'eſt pas
étonnant que nous n'ayons en Médecine
qu'un petit nombre de faits bien avérés &
très peu de raiſonnements bien concluants.

(19) Comme je ſuis perſuadé que l'on
ne ſauroit trop confirmer les obſervations
importantes, je rapporterai en deux mots
celles que j'ai faites ſur la vipere : j'ai
goûté pluſieurs fois la liqueur qui ſe trouve dans la follicule, elle m'a paru au
premier moment aſſez fade ; mais ſur le
retour ſon acrimonie a été aſſez vive pour
m'obliger à me rinſer la bouche avec une
eau mucilagineuſe ; dans le même temps
je voulus m'aſſurer du danger auquel ſe-
ſoit expoſé celui qui auroit quelques ſo-
lutions de continuité dans la bouche, je
trempai un petit chalumeau de verre dans
de l'acide vitriolique, avec lequel je cau-
ſai à un chien un petit ulcere à la langue ; le lendemain j'y mis une goutte de
la liqueur vénéneuſe de vipere, l'animal
en fut auſſi tôt infecté. Le poiſon occa-
ſionna d'abord une inflammation générale
dans toute l'arriere-bouche, l'animal
rendoit une quantité de ſalive écumeuſe :
il étoit dans une agitation extraordinaire ;
ne pouvoit ſe ſoutenir ſur ſes pattes, ſa
peau étoit extrêmement ardente & bour-
ſoufflée ; il ne pouvoit ni boire, ni manger : ſix heures après les convulſions ſur-

vinrent, elles durerent trois ou quatre
heures ; le dernier accès, qui fut très-vio-
lent, fut terminé par la mort. Cette obfervation prouve combien les Physiciens
font expofés en faifant de pareilles expériences ; ils doivent s'aflurer , avant de
goûter le venin de la vipere, s'ils n'ont
point quelques petits ulceres dans la bouche, ou fi leurs gencives ne font point
fanguinolentes. Je fus déterminé à tenter
l'expérience que je viens de rapporter fur
ce chien, parce que j'avois quelques
doutes fur les dangers dont font mena-
cés ceux qui goûtent le venin de la vipere.
Voici fur quoi ils étoient fondés: comme je m'étois aſſuré par plufieurs expériences que le fuc & la décoction de bois
de réglifſe fournifſoit un fpécifique contre plufieurs efpeces de dartres , je crus,
après y avoir long-temps réfléchi, qu'il
y avoit une grande reſſemblance entre le
virus dartreux & celui de la rache ; pour
m'en aflurer, j'examinai avec foin la liqueur qui coule des petits ulceres qui ca-
ractérifent ces maladies, elle me parut
avoir les mêmes caracteres ; pour m'en
affurer davantage, je goûtois pas plufieurs
fois la fanie qui s'écoule des dartres &
de la rache , je fentis qu'elle avoit le même goût : j'avouerai que je ne fongeai
guere aux fuites de mon imprudence;
entraîné par mes réflexions, je ne penfai
qu'à reculer les bornes de l'art ; mais lorfque j'eus fait mes expériences, je craignis
d'être attaqué des maladies que je cher-

chois à détruire ; heureusement mes craintes furent vaines, & pour comble de bonheur mes soupçons furent justifiés par l'expérience. Le réglisse administré extérieurement & intérieurement se trouve aussi propre pour guérir les raches que pour les dartres. Ayant communiqué mes observations dans une assemblée de notre College, les mois suivants, mes Confreres rapporterent plusieurs faits de pratique qui confirmerent amplement mes assertions. Mais, pour revenir aux viperes, je crus que le virus dartreux n'ayant produit aucun effet sur la langue, il pourroit bien arriver que le venin de la vipere fût aussi corrigé par la salive ; cependant je me trompai ; mon analogisme fut démenti par l'expérience, comme je l'ai rapporté, &c.

(20) Quoique nous ayions répété toutes les expériences de M. de Sauvages sur les crapauds, & qu'elles nous aient fourni les mêmes conclusions, nous devons cependant avouer que plusieurs Auteurs très-graves assurent que le crapaud répand sur le soir une vapeur vénéneuse, qu'il lance son urine à cinq à six pieds, qu'elle est si âcre que les parties qu'elle touche jaunissent & s'enflent ; que souvent cet accident est suivi par l'asthme, les convulsions, le vertige & la mort. Lindestolpe affirme avoir vu plusieurs fois des inflammations périlleuses causées par le contact de l'urine de crapaud. A tous ces faits les Médecins philosophes répon-

dront qu'ils ne font pas obligés d'ajouter foi à des Auteurs qui donnent, avec le même ton de conviction, des abfurdités évidentes, des probabilités & des certitudes ; que tous ceux qui atteftent avoir vu les mauvais effets des crapauds, ont vu tant d'autres merveilles qui n'ont jamais été obfervables, que l'on peut très-bien douter de leurs affertions ; que fi nous examinons la multitude de faits imaginaires & ridicules qui font confignés dans nos archives, nous fommes en droit d'avancer que l'autorité d'un feul Médecin qui a fait fes expériences, le doute en tête, eft plus refpectable que les témoignages tumultueux d'une foule d'imbécilles qui font auffi fuperftitieux que la plus vile populace. Ces réponfes nous paroiffent affez raifonnables. Peut-être même que fi les Médecins portoient le flambeau du Pyrrhonifme fur toutes les parties de l'Art, comme M. de Sauvages l'a fait fur les animaux vénéneux de France, & le favant Venel fur une partie de la matiere médicale, nous ferions enfin débarraffés de ce fatras d'inutilités, d'erreurs & de préjugés qui deshonorent ouvent l'efprit de plufieurs Médecins d'ailleurs refpectables.

(21) L'action relative des poifons mérite l'attention de tous les Médecins ; c'eft une de ces vérités fécondes en conféquences lumineufes pour qui fait réfléchir fur certains phénomenes avérés : fans citer les exemples rapportés par M. de Sau-

vages, (des fubftances qui tuent les animaux & qui fervent d'aliment à l'homme,) difons un mot de celles qu'ils
mangent impunément & dont nous fommes les victimes : le Mouton, par exemple, fupporte des dofes extraordinaires de
kermès minéral, fans en être fenfiblement
affecté ; plufieurs autres drogues très-éner-
giques n'ont aucune action fur fes vifceres : mais fans nous arrêter fur cette
matiere, qui fera favamment traitée
par un célebre Médecin de Lyon, il eft
certain que les grives mangent une quantité étonnante de baies de garou fans
en être incommodées : les Chevaux &
les bœufs ne craignent pas autant la
ciguë que quelques Naturaliftes l'ont pré-
tendu, il la mangent en affez grande
quantité lorfqu'elle eft feche ; nous nous
fommes affurés de ce fait : les chevres
dévorent la jufquiame, les thytimales &
plufieurs efpeces de renoncules Toutes
ces plantes font mortelles pour l'homme.
Ces faits & plufieurs autres que nous omettons à deffein, juftifient pleinement la
prétention de certains Médecins fagement
hardis, qui enfeignent que les poifons ne
font tels que fous certaines conditions ;
que les maladies préfentent fouvent des
modifications qui ne peuvent être détruites
que par les fubftances réputées vénéneufes dans l'état de fanté ; que ces modifications font femblables à celles qui e i-
ftent chez les animaux fains qui prenn nt
impunément ces fubftances. Nous pour-

rions foutenir cette prétention par plufieurs
faits ; *fed non eft hic locus.*

(22) Nous fommes très convaincus que
plufieurs remedes précieux ne rempliffent
pas les indications imaginées par les Praticiens, parce que le plus fouvent ils les
adminiftrent à trop petite dofe. M. Tiffot,
ce fage & utile Médecin, a fait voir que
les acides minéraux pouvoient s'ordonner
à plus forte dofe que l'on ne prefcrit communément ; M. Venel, l'honneur de l'Univerfité de Montpellier, a prouvé que plufieurs fels, comme le fel d'epfom, de
Glauber, de Seignette, &c. que l'on ne
donnoit qu'à dragme, peuvent être pouffés fans danger à une once & plus ; mais
combien de bons remedes font encore ré-
gis par la pufillanimité ? tout le monde
craint les cantharides prifes intérieurement ;
cependant nous avons plufieurs obfervations qui prouvent invinciblement qu'elles
ne font pas auffi dangereufes que l'on veut
bien le dire ; tous les jours les libertins en
prennent ; quelques-uns, il eft vrai, éprouvent une partie des fymptomes annoncés ;
mais plufieurs ne s'apperçoivent d'aucun
effet dangereux. J'ai vu un jeune homme
qui faifoit ufage de paftilles dans lefquelles les cantharides entroient en affez grande dofe ; comme elles ne lui faifoient aucun mal, il crut qu'il pouvoit en badiner
impunément ; en conféquence il perfuada
à une jeune fille que fa boîte contenoit
des bonbons : celle-ci, trompée par cette
annonce, en mangea un matin à peu près

la moitié; elle éprouva, il eſt vrai, des ardeurs d'urine, des difficultés d'uriner; mais elle n'en fut pas malade pour cela; ayant bu beaucoup d'eau commune, ces ſymptomes diſparurent. Le jeune homme, quoique non Médecin, fut curieux de ſavoir quelle doſe elle avoit priſe de cantharides; ſon Apothicaire, à qui il raconta le fait, lui aſſura qu'elle en avoit au moins pris quatre grains. Tous ces faits prouvent que ſi ces inſectes ſont dangereux, ils ne le deviennent que par l'imprudence ou l'ignorance de ceux qui les ordonnent: d'où l'on peut ſoupçonner que les Praticiens qui proſcrivent certains remedes, ne le font que parce qu'ils leur ont mal réuſſi ſur certains ſujets; mais s'ils avoient eu bien préſents à l'eſprit ſeulement tous les faits connus, ils auroient été bien moins tranchants dans leurs déciſions.

(23) M. de Sauvages, qui a toujours mené de front la Médecine philoſophique & l'empyrique, nous fait ici entrevoir, comme dans tous ſes écrits, ſon penchant pour la Phyſique Newtonienne; il ne croyoit pas que la corpuſculaire ou méchanique fût ſupportable; il rioit avec mépris lorſqu'il entendoit les pſeudo Méchaniciens expliquer par des coins & des leviers ce qui n'étoit, ſelon lui, que l'effet des affinités ou de cette force générale qui approche les corps en conſéquence de leur maſſe & de leur diſtance. Toute ſa théorie étoit appuyée ſur la Phyſique Newtonienne & l'animiſme de Stalh; il s'étoit

convaincu de bonne heure quil y a plufieurs phénomenes dans l'économie animale inexplicables par les loix physiques ;
qu'ils font fous l'empire direct de cette fubftance active qui nous gouverne, qui
penfe & fent ; ces principes paroîtront certainement les plus fages à ceux qui penfent
que ces théories médecinales font abfolument néceffaires pour la pratique ; mais
qu'ils feront infuffifants pour ceux qui
ayant profondément réfléchi fur les forces
de l'entendement humain, & fur-tout fur
les organes de fes connoiffances, fe font
affurés qu'il y a une foule d'objets & de
modifications d'objets, qui, n'étant point
commenfurables par nos fens, feront éternellement ignorés ! Ces Médecins font per-
fuadés que non-feulement nous ignorons
une foule d'objets qu'il faudroit connoître,
pour raifonner fur les rapports de ceux que
nous connoiffons ; mais encore que plufieurs propriétés de la matiere nous feront
toujours cachées, parce qu'elles ne peuvent
être faifies que par des fens que nous n'a-
vons pas. Ces réflexions les déterminent
à un empyrifme rationnel ; ils accumu-
lent des faits, les lient autant qu'ils peuvent, s'efforcent à en faifir les rapports
prochains, raifonnent très - peu fur les
éloignés, parce qu'ils fe font affurés mille
fois que la certitude phyfique fe relâche à
proportion que nous nous éloignons des
premieres fenfations paffives, &c.

(24) Ce Médecin Anglois n'eft pas le
feul qui ait été la victime de l'envie de

ſes Confreres; il n'y a peut-être point de
ville en Europe qui n'en offre chaque année des exemples. Un homme de génie
ſe préſente-t-il pour exercer la Médecine,
quelque talent qu'il ait reçu du Ciel, quelque doux, quelque affable, quelque hon-
nête qu'il ſoit, il ſera tourmenté par tous
ceux qu'il humiliera par ſa ſupériorité : ils
ne feront pas, il eſt vrai, aſſez impudents
pour ſoutenir qu'il ne ſait rien; mais ils
avanceront que ſes vaſtes connoiſſances
ſont inutiles pour la pratique, qu'il n'a
que la théorie de ſon état, mais qu'il ſe-
roit fort embarraſſé pour traiter métho-
diquement la plus ſimple des maladies.
Quoique nous puiſſions citer cent exemples
de cette jalouſie médecinale, contentons-
nous de parler de notre illuſtre Auteur.
Toute l'Europe applaudiſſoit à ſes ſavants
ouvrages, il rempliſſoit depuis trente ans
pluſieurs chaires dans l'Univerſité de Montpellier; cependant, le croiriez-vous ? il a
vécu preſque ignoré dans la ville même
qui s'honore tant aujourd'hui de l'avoir
poſſédé; les plus ignorants voyoient plus
de malades que lui : d'où vient cela ? c'eſt
que tandis qu'il paſſoit ſes journées dans
ſon cabinet, à l'Univerſité ou dans ſon
Hôpital, les autres Médecins, ménageant
mieux leur temps, ſavoient perdre à propos une partie de la journée à faire des
viſites inutiles, pour capter la bienveillance & obtenir la confiance de leurs concitoyens, en diffamant adroitement tous
ceux qui avoient des talents ſupérieurs.

Suivez toutes les grandes villes, examinez en les Médecins, vous vous assurerez
que les plus intriguants sont occupés, &
que les Artistes honnêtes qui sont trop
avares de leur temps pour l'employer à se
ménager des prôneurs, sont non-seulement
ignorés, mais encore regardés comme
des savants de cabinet, dont toute l'érudition est inutile pour la pratique.

(25) Si Charas avoit examiné les dents
des viperes dans différentes circonstances,
il n'auroit pas prononcé que cet amphibie n'étoit dangereux que lorsqu'il étoit
en colere. Rien n'est si commun en Médecine, comme dans toutes les Sciences
physiques, que cette méthode de partir
de quelques faits particuliers, à des conclusions générales : les Philosophes modernes, qui sont plus occupés à détruire
qu'à édifier, tombent souvent dans cette
erreur; sous prétexte qu'une expérience
ne leur a pas réussi, ils nient tout à coup
& l'expérience & les conséquences : mais
si avant de taxer son Auteur d'ignorance
& de mauvaise foi, ils se demandoient :
ai-je été assez adroit pour bien diriger
mes moyens? me suis je trouvé sous les
mêmes circonstances ? peut être seroient-
ils moins tranchants dans leurs décisions.
Tout nous persuade, il est vrai, que
nous ne saurions être trop circonspects
avant de croire; mais si nous connoissons
la force de l'esprit humain, & les grandes ressources de la nature, nous nous
tiendrons toujours sous les voiles du Pyr-

rhonifme; nous douterons fans affirmer positivement que tel phénomene ne peut exifter. Si tous les Médecins avoient fuivi cette maxime, peut-être que l'art de guérir ne feroit pas auffi environné de ténebres qu'il l'eft en effet, nous ne ferions pas en droit de nous plaindre qu'excepté les objets très-vifibles & leurs modifications palpables, nos Maîtres font en difpute fur tout le refte; que l'un nie précifément ce que l'autre affirme. Lifez nos Livres d'Anatomie, de matiere médicale, de Chirurgie, de thérapeutique, de pathologie; confrontez dix Médecins célebres fur chaque fujet, à chaque page vous les trouverez en contradiction.

(26) Les obfervations faites fur les faveurs & les odeurs des corps naturels, font très-peu propres à avancer l'hiftoire naturelle & la phyfique; le goût & l'odorat font deux fens qui non feulement ne rendent à l'ame que des fenfations obfcures, mais qui varient fi finguliérement dans les différents individus; ces deux fens ne feroient pas abfolument trompeurs fi, comme la vue, ils étoient feulement plus ou moins vifs, fuivant les perfonnes; mais affez fouvent ils transforment & dénaturent abfoliment les fenfations. Tous les jours nous voyons des gens qui trouvent fade ce que d'autres trouvent favoureux, amer ce que d'autres trouvent affez infipide, &c. D'après ces faits il ne fera pas difficile de juger la contradiction que nous remarquons entre Mead & Valifneri; 1°. il

peut fe faire que, comme nous l'avons déja infinué dans une autre note, celui-ci n'ait fait attention qu'à la premiere fenfation qui eft véritablement affez fade, un peu nauféeufe ; Méad au contraire n'aura eu égard qu'à la fenfation qu'il a éprouvé fur le retour qui eft affez âcre : peut-être que fon organifation a été affez délicate pour qu'il ait éprouvé quelque chofe de brûlant comme l'acide nitreux. 2°. On pourroit croire que Méad, étonné de la différence de ce qu'il éprouvoit avec ce que rapporte Valifneri, ait un peu exagéré, ou n'ait pas rendu affez exactement l'impreffion qu'il a reçue. Ce qui porteroit à le croire, c'eft ce qu'il rapporte de cet ami qui éprouva une inflammation à la langue ; cette inflammation ne peut guere avoir lieu fans que le venin n'ait paffé dans le fang ; dans ce cas, il auroit eu des accidents très-fâcheux, à moins qu'on ne dife que l'inflammation ne foit caufée que par irritation.

(27) Cette théorie de l'action du venin de la vipere paroîtra d'abord très-raifonnable ; il eft bien certain qu'elle eft fupérieure à tout ce que les Chymiftes ont avancé à cet égard ; mais il s'en faut de beaucoup qu'elle foit démontrée. L'explication des fymptomes qui fuccedent à la morfure de cet amphibie, tiennent à plufieurs queftions qui ne feront peut-être jamais réfolues ; en effet, on pourroit demander à M. de Sauvages : com-

prenez-vous bien clairement comment une petite goutte de liqueur peut altérer toute la maffe de nos humeurs ? pour expliquer ce phénomene il faudroit nous dire auparavant comment un morceau de levain fait fermenter un monceau de pâte ; comment la prefure fait cailler le lait ; comment la putréfaction , la moififfure s'étendent de proche en proche. On pourroit demander encore fi l'ame n'a aucun pouvoir fur les révolutions que l'on obferve après la morfure de la vipere ? fi elle en a , quels font les fymptomes qui font de fon reffort? Enfin on pourroit avancer qu'une pleine explication des phénomenes en queftion, fuppofe plufieurs queftions importantes réfolues, comme l'exiftence du fluide nerveux , le développement d'action du fyftême vafculeux & du nerveux, ce qu'ils ont de commun, ce qui leur eft propre &c. &c.

(28) Il eft bien certain que la chair de vipere donne, par la diftillation, une affez grande quantité d'alkali volatil ; mais en doit-on conclure pour cela que cet alkali foit tout développé dans la vipere lorfqu'elle n'a pas éprouvé l'action diffociante du feu ? on fera porté à en douter, fi on fait attention aux faits fuivants : toutes les fubftances animales , de quelques animaux que ce foit, fourniffent à la violence du feu de l'alkali volatil ; cependant aucun Médecin Chymifte n'en a conclu qu'elles aient les propriétés de ce fel : pourquoi la vipere jouiroit-

elle de ce privilege? son alkali n'est pas plus développé que celui d'un morceau de mouton ; que l'on fasse toutes les expériences qui pourroient le constater, aucune ne parlera en sa faveur ; on peut même avancer que l'alkali que l'on retire des substances animales est formé par le feu ; tout l'indique. Ainsi nous ne voyons pas pourquoi la chair de vipere jouiroit d'aucune vertu médecinale. Je sais que tous les jours les Médecins ordonnent des bouillons de vipere, qu'ils soutiennent que c'est un puissant remede contre la paralysie, &c. mais je n'en ai jamais vu aucun effet qui pût leur être sûrement attribué; ils n'ont problablement d'autres vertus que celles du bouillon de bœuf : tout conspire à prouver que c'est un préjugé qui est né d'une fausse application des expériences chymiques. Les viperes fournissent de l'alkali volatil par la distillation : donc elles en contiennent dans l'état naturel ; donc elles ont les propriétés de cet alkali ; mais pourquoi ne dit-on pas : les graisses fournissent par la distillation de l'acide, donc elles en contiennent, donc elles ont les propriétés des acides, donc elles rafraîchissent?

(29) Si, comme quelques Médecins l'ont imaginé, le venin de la vipere étoit acide, on pourroit présumer que les seuls alkalis pourroient le détruire d'une maniere spécifique ; mais l'on a vu ci-dessus que la liqueur de la vipere ne donnoit

aucune marque d'acidité ; on pourroit donc imaginer que les alkalis volatils agiſſent d'une maniere générale : comme ſudorifiques, ils mettent toutes les humeurs en mouvement, procurent la ſueur & chaſſent le venin par les couloirs de la peau. Ce ſentiment paroîtra plus que probable à ceux qui raſſembleront les obſervations qui prouvent que les thériacaux & autres ſudorifiques bruſques ont guéri pluſieurs perſonnes mordues par des viperes ; ſi cela eſt, comme je m'en ſuis aſſuré, on peut croire que l'alkali volatil n'eſt préférable aux autres ſudorifiques, que parce qu'il agit promptement ; peut-être encore que l'on diminueroit le nombre des ſpécifiques, ſi on éprouvoit leurs congéneres en ſaveur, en odeur, & en propriétés générales ; le quinquina, par exemple, n'eſt certainement pas le ſeul fébrifuge, que dis-je ? il ne mérite pas la préférence ; Nous avons dans notre pays un arbre très-commun ſur le bord de nos ruiſſeaux, dont l'écorce eſt plus ſûre que celle du Pérou. J'ai guéri, dans une ſeule année, trente-deux fievres intermittentes avec ce remede. Déja pluſieurs Médecins ont oſé ſoutenir que l'ipécacuana n'avoit aucun privilege au deſſus des autres vomitifs, pour détruire les dyſſenteries : d jà on commence à douter des hiſtériques, des antiſpaſmodiques. L'hiſtoire fidelle des eſpeces de maladies, a fait penſer qu'il étoit auſſi ridicule de donner le même remede dans toutes les maladies ſpaſmodi-

ques, que de vouloir détruire les mauvais
effets de tous les poisons avec un seul
antidote. Ces innovations, ces réformes,
sont les fruits précieux du Pyrrhonisme
médecinal, qui heureusement a commencé à pénétrer depuis quelques années dans
nos Académies. Autant le Scepticisme
théologique est condamnable, autant le
médecinal mérite les éloges : s'il se soutient, comme tout semble le promettre,
peut-être dans un siecle les Praticiens auront un corps de doctrine, sinon complet,
au moins dégagé de cette multitude étonnante d'erreurs & de préjugés meurtriers
qui ont si long-temps déshonoré l'art de
guérir.

Fin de la Dissertation sur les Ani-
maux venimeux.

LA NOURRICE

MARÂTRE,

ou

DISSERTATION

SUR LES SUITES FUNESTES

DU NOURRISSAGE

MERCÉNAIRE,

Composée en Latin par le Chevalier Linné, Professeur de Médecine & d'Histoire naturelle dans l'Université d'Upsal, Membre des Académies d'Upsal, de Stockholm, de Petersbourg, de Berlin, de Paris, de Londres, de Montpellier, de Toulouse, &c.

*Traduite en François par M. J. E. G***. Docteur en Médecine de la Faculté de Montpellier, aggrégé au Collège des Medecins de Lyon, Professeur de Botanique, &c.*

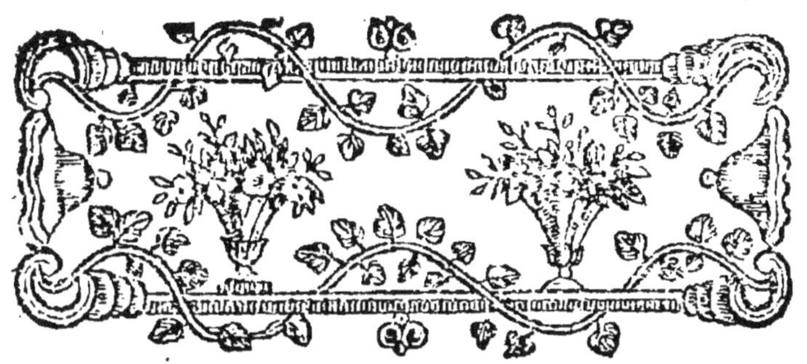

LA NOURRICE
MARÂTRE.

Es maux que l'inconſtance & la fureur d'innover cauſent au genre humain, ſont ſi nombreux, que la langue la plus féconde ſuffiroit à peine pour les exprimer : qui ignore en effet que les foibles mortels ſont ſi ſoumis à la vanité, qu'ils rampent, dans une honteuſe ſervitude, ſous ce tyran atroce ; ou plutôt qu'ayant rompu toutes les entraves, il mordent & s'efforcent de rejetter le frein qui leur avoit été donné par la juſtice & la vertu ? En effet, que quelqu'un compare nos mœurs fi contraires à la nature, avec la charmante fimplicité de nos ancêtres, il s'affurera bientôt que nos malheureux contemporains fe font impofés un joug bien dur & bien pefant. Tout l'appareil de nos tables annonce le luxe le plus effréné ; les anciens ignoroient les précieufes épices des Indes qui font nos délices. Nos opulents confomment plus de fucre que de fel, tandis que l'antiquité, qui le connoiffoit fous le nom de tabaxir, n'en ufoit que comme de remede. Les caves des modernes font fournies de vins de tous les pays du monde ; on ne fe contente pas même de ceux que l'on recueille dans les terres qui avoifinent l'Europe ; on veut des liqueurs apportées de Madere, des Ifles Canaries, du Cap de Bonne-Efpérance : l'Afie fournit *l'Arak*, l'Amérique le *Rum*, les Indes le *Bifcoff*, le Thé, le Café, le Chocolat ; toutes ces liqueurs, dont les anciens ne connoiffoient pas même le nom, nous plaifent ; nous en ufons avec paffion, & peu

s'en

s'en faut que nous ne méprisions
celles que la nature produit dans
nos climats. On ne peut regarder
sans indignation les fréquents changements que nous faisons dans nos
habits ; on voit avec peine cette
multitude innombrable de modes,
souvent ridicules, que nous tirons
de Paris, comme de la source du
bon goût : nous commençons à mé-
priser les pelisses qui sont si appro-
priées à notre climat ; on n'aime
plus que les habits de soie : nos
maisons ne ressemblent plus aux anciens édifices, qui cependant étoient
construits conformément à la nature
des lieux & à la température du
pays ; on veut que les parties sep-
tentrionales de l'Europe ressemblent
en tout aux méridionales : nos ap-
partements sont pavés en pierres ;
on fait de grandes fenêtres ; on
n'aime que les tapisseries des Indes :
enfin on ne voit de tous côtés que
vains ornements, qui annoncent le
faste du siecle, mais qui sont peu
conformes à nos besoins réels. Nos
corps n'ont point été à l'abri de ces

changemens: on méprise l'habitude
naturelle ; des maîtres sont prépo-
sés pour les plier selon les regles
de la gymnastique. Les jeunes filles
sont à peine sorties du berceau,
que l'on les resserre dans des machines ; car le goût du siecle exige
qu'elles soient droites comme des
joncs. Nous quittons à peine le sein
de nos meres, à peine respirons-nous,
qu'on nous fait contracter des habitudes dépravées ; on nous refuse ce
que la nature nous a le plus positivement accordé ; on nous prive du
lait de nos meres, par une coutu-
me d'autant plus barbare, que ni
les Baleines, ni les redoutables
Lionnes, ni les féroces Tigresses
ne refusent point leurs mamelles
à leur progéniture. On ne peut voir
sans douleur que le préjugé a fait
de si grands progrès, que toutes
les meres qui se croient un peu au-
dessus du vulgaire, pensent qu'il
est peu glorieux pour elles d'allaiter
elles-mêmes leurs enfants. C'est pour
remédier à cet abus, que nous
croyons devoir leur donner quel-

ques conseils. Nous ne prétendons point détruire une habitude déjà contractée ; on ne peut pas même l'espérer ; mais nous croirons n'avoir pas perdu notre temps, si nous parvenons à persuader à quelques meres de secouer ce dangereux préjugé.

§. I.

L'expérience nous apprend que les mamelles des femmes enceintes s'enflent dès que le fétus approche de sa maturité ; nous savons encore que dès que l'enfant est né, la matrice se contracte, diminue de volume, & reprend peu à peu sa premiere grandeur : le resserrement de ce viscere ne permet plus aux humeurs de le pénétrer ; elles sont obligées de refluer vers les mamelles, qui, deux jours après, s'ouvrent après quelques frissons, & fournissent ce lait mêlé avec le sang, que l'on appelle collostre, *collostrum*, & qui differe beauc oup, par sa mixtion & par ses propriétés, du lait ordinaire ; car si on le met sur le feu , il se coagule à peu près comme le blanc d'œuf ; pris intérieurement il purge l'enfant qui a été neuf mois renfermé dans ses enveloppes appellées *chorion* & *amnion* , & qui a nagé dans une liqueur, comme le poulet dans le blanc de l'œuf s'est nourri par la bouche de la liqueur qui l'environnoit de toute part : sa mere lui a fourni directement de la nourriture par le cordon ombilical qui est attaché à l'arriere-faix, ce qui ressemble assez bien à la maniere dont le poulet se nourrit par le moyen du jaune d'œuf. Mais cet enfant ne peut se débarrasser de ses excréments avant d'avoir respiré l'air extérieur, ce qui fait que cette liqueur qu'il prend par la bouche fournit une matiere tenace, gluante, noire comme la poix ; on l'a appellé *meconium* : cet excrément doit être expulsé quelque temps après l'accouchement. La Nature, cette mere tendre & prévoyante, a très-bien garanti les enfants de tous les accidents auxquels

ils étoient exposés en quittant leur
premiere demeure ; elle a enduit
tout leur corps d'une humeur gluan-
té, de peur que l'air n'irritât trop
leurs fibres qui font très-fenſibles :
la membrane de Haller empêche que
la lumiere , en frappant trop rudement les yeux , n'en affoiblisse
l'organiſation ; les oreilles font presque entiérement fermées , de peur
que des fons trop brufques ne bleffent la membrane du tympan ; les
narines font tapiſſées intérieurement
de pituite , de peur que les mauvaiſes odeurs n'affectent dangereufement l'odorat : enfin la Nature a
deſtiné à l'enfant nouveau né une
excellente liqueur qui peut s'avaler
aiſément , qui n'a aucune âcreté ,
qui nourrit très-bien , fe digere aiſément ; propriétés qui conviennent
toutes au lait maternel : mais il faut
remarquer que l'enfant doit expul-
fer le méconium avant de prendre
de la nourriture ; s'il le retient , cet
excrément peut dégénérer en fource
funeſte & féconde de plufieurs maladies chroniques, comme les tran-

chées, l'étiſie, la gale & pluſieurs autres dont les monuments de la Médecine offrent une foule d'exemples.

Mais ce purgatif que nous croyons néceſſaire à l'enfant, doit être proportionné au mal & convenir parfaitement au ſujet. Pour remplir ces conditions, il faut 1°. qu'il ſoit ſous forme liquide; 2°. qu'il ſoit gras & aſſez fluide pour diſſoudre une humeur auſſi gluante, &, pour ramollir, relâcher le tube inteſtinal; 3°. qu'il ſoit ſans acrimonie, pour ne point irriter les inteſtins qui ſont très-ſenſibles chez les enfants : or le colloſtre offre toutes ces qualités, comme on peut s'en aſſurer en examinant ce que nous avons déja dit; il eſt gras, liquide, légérement purgatif, il agit en deux jours, de ſorte qu'on peut eſpérer qu'il eſt très-propre à emporter tous les excréments : la Nature a ſagement prévu qu'une ſeule doſe de médicament ne pourroit produire un tel effet.

Le lait maternel a les mêmes propriétés que la nourriture de l'embrion ; il augmente à proportion que la matrice en se contractant reçoit moins d'humeurs ; & ce qui prouve que le sang qui fournit l'aliment au fétus donne la matiere du lait, c'est que rien n'affoiblit plus les nourrices que les médicaments qui provoquent les menstrues. Tous les Médecins conviennent que le lait de la femme est le plus doux , & comme le chyle en fournit les principes , il est évident qu'il doit éprouver quelques changements , suivant les substances que la nourrice reçoit comme aliment ou comme médicament. On peut comparer le lait de tous les animaux à une émulsion faite avec des semences ; en effet , il éprouve les mêmes changements : quelques temps après qu'on l'a exprimé des mamelles, il se caille, il fournit de la crême dont on fait le beurre , une partie se change en fromage. Plusieurs exemples pourront faire voir combien le lait peut être altéré par les différents aliments & toutes autres substances : si une femme prend de

K 4

l'abfynthe, fon lait donnera quelques marques d'amertume, il jaunira fi elle a pris du fafran ; il répandra une odeur puante fi elle mange beaucoup d'ail.

Nous obferverons encore que les humeurs des hommes varient fuivant les tempéraments ; les uns ont le fang épais, d'autres plus fluide ; les uns l'ont doux, d'autres âcre ; chez les uns la maffe du fang eft impregnée d'une bile noire, chez d'autres l'acide domine ; quelques-uns confommant beaucoup de fel, donnent des preuves que l'acrimonie muriatique attaque leurs humeurs : or, comme le lait eft féparé de la maffe du fang, il doit arriver qu'il fera altéré par quelques principes étrangers, fuivant la conftitution & le tempérament de la femme : d'où il fuit encore que la nourriture de l'enfant variera fuivant la nature du lait, & que par conféquent on obfervera différents effets ; c'eft à ces caufes que l'on doit rapporter le tempérament des enfants, qui une fois contracté, changera diffi-

cilement. On ne doit donc pas être
surpris qu'ils reçoivent de leurs nourrices les qualités de leur esprit &
leur caractere. Le lait maternel est
un chyle que l'enfant pompe dans
un temps que ses intestins trop foibles ne peuvent en retirer des aliments solides ; ce qui a donné lieu
à l'axiome suivant : telle est la nourriture, tel est le chyle ; tel est le
chyle, tel est le sang ; tel est le
sang, telle est la nutrition, & les
humeurs qui en sont les suites. Lorsque l'enfant est encore dans la matrice, il est nourri par les liqueurs
qui se séparent dans l'arriere-faix ;
il participe donc aux bonnes & aux
mauvaises qualités des humeurs de
la mere ; mais, comme nous l'a-
vons déja fait voir, le lait qui lui
fournira bientôt sa nourriture est
proportionné à la nature du sang :
il est donc très-propre à fortifier les
fondements du tempérament.

Les affections de l'ame & les changements brusques de l'esprit, changent non-seulement les liquides,
mais ils alterent les solides du corps

humain ; c'eft pourquoi plufieurs perfonnes d'un tempérament lâche, & fur-tout les femmes , éprouvent après de violentes agitations, des dé- faillances , des convulfions , des pal- pitations , l'apoplexie ; elles pâlif- fent , deviennent quelquefois noirâ- tres , font attaquées de violentes cō- liques , de diarrhées , &c. Les en- fants éprouvent même dans la ma- trice plufieurs maladies , comme la jauniffe , l'épilepfie , l'hyéranofie. (*) Tout concourt à prouver que ces maladies font les triftes fuites des paflions des meres : ce qui porte à croire que tous les changements qu'é- prouve la mere fe communiquent à l'enfant, quoique les Phifiologiftes ignorent comme s'exécute cet effet. Pour réfumer , les enfants reçoivent de la matrice ou du lait les ger- mes de leur fanté & de leur tempé- rament.

(*) Agitation du corps continuelle, indolente , convulfive , avec fenfibilité.

§. II.

On trouve beaucoup moins d'exemple de meres qui ne peuvent nourrir qu'on le penfe communément, & fi quelques-unes ne peuvent remplir ce devoir, c'eft 1°. parce qu'elles n'ont point de lait ; 2°. parce qu'elles en ont fi peu qu'il ne fuffit point pour la nourriture de l'enfant ; 3°. parce que leurs mamellons ne font pas affez longs ; 4°. parce que leur poitrine eft affectée de quelques maladies ou vices de conformation: Il eft évident que dans toutes ces circonftances elles doivent avoir recours à des nourrices ; nous les croyons encore plus néceffaires lorfqu'une mort inattendue ou quelques autres accidents enlevent une mere à l'enfant, ou que celle-ci eft attaquée de la vérole, de l'atrophie, &c. On a, il eft vrai, quelques exemples de meres qui ont mis au jour des enfants fains & vigoureux, quoiqu'elles fuffent infectees de mal vénérien ; mais on n'en a encore aucun des nourrices qui aient allaité des enfants fans leur communiquer cette honteufe maladie. Comme nous ne connoiffons pas d'autres caufes qui obligent à prendre des nourrices, on peut conclure que les meres qui font dans l'impoffibilité de nourrir font affez rares. C'eft donc en vain que plufieurs, qui veulent fe fouftraire à ce devoir, prétendent nous éblouir , en nous affurant 1°. qu'elles n'ont peut-être pas affez de lait pour nourrir leurs enfants; 2°. que fi elles le font elles fe priveront d'un chyle précieux , qui leur eft abfolument néceffaire pour leur propre confervation; 3°. qu'elles ne peuvent veiller à leur nourriffons, étant furchargées d'affaires domeftiques; 4°. elles ne difent pas la quatrieme & principale raifon ; mais on la devine aifément : leurs maris feroient privés pendant long-temps des plaifirs du mariage ; car fi nous confultons fur ce point la nature, qui fuit toujours des loix générales , nous verrons que tous les quadrupedes font en

chaleur & defirent le coït dès qu'ils
ont perdus leurs progénitures : c'eft
pourquoi les payfannes de Veftro-
botnie font très-fécondes ; elles nourriffent leurs enfants avec du lait de
vache ; des vieilles femmes fe chargent de cette occupation , parce que
les meres font tout le jour hors de
leurs maifons occupées aux affaires
économiques ; d'ailleurs comme elles
mangent des aliments très-falés ,
on peut croire qu'ils leur fourniffent cette activité néceffaire pour
concevoir aifément , auffi accou-
chent-elles toutes les années.

Les meres ne font point en droit de
fe plaindre de n'avoir pas affez de lait,
à moins qu'elles ne s'en foient affurées
en allaitant pendant huit jours leurs
enfants; car nous voyons fouvent des
meres , fatiguées de changer fi fouvent de nourrices , préfenter leurs
mamelles aux nourriffons & fournir
une grande quantité de lait; nous
connoiffons auffi des femmes long-
temps tourmentées de fcorbut, de
cachexie , &c. qui ont ceffé de
s'en plaindre dès qu'elles ont nour-

ri ; comme elles prenoient abondamment du lait, du poſſet, &c.
non-ſeulement elles ont recouvert la
ſanté , mais ont repris un teint
frais & ſe ſont engraiſſées. Nous con-
venons cependant que le nourriſſage
eſt fatiguant, ſur-tout lorſque les mamelles ſont gerſées, excoriées, attaquées de tumeurs, ou que le lait diſtil-
le ; mais ces accidents ſont rares, &
ne doivent point être comparés aux
maux qui menacent les meres qui ne
veulent pas nourrir leurs enfants ; en
effet, elles ont ſouvent des tumeurs
ſquirreuſes aux mamelles, qui ſe
terminent par cette affreuſe maladie appellée cancer.

§. III.

Pluſieurs meres ſe tranquillifent
ſur ce qu'elles ont choiſi avec ſoin
leurs nourrices ; mais elles ne ſont
pas attention que ce lait étranger
eſt preſque toujours plus mauvais
que le leur, qu'il cauſera aux enfants une foule de maladies qu'ils
auroient évité s'ils avoient été allaité par leurs meres.

Car, premiérement, ils font privés du colloftre, qui, comme nous
l'avons dit au Paragraphe premier,
chaffe le méconium ramaffé & détenu dans les inteftins ; purgation
d'autant plus néceffaire , que plufieurs maux menacent le nourriffon
fi elle n'a pas lieu : nous n'ignorons pas que les fages-femmes fup-
pléent au colloftre par le fucre, la
manne, & autres corps doux ; mais
ceux qui compareront ces légers
eccoprotiques avec le purgatif que
nous avons cru néceffaire pour purger l'enfant, s'affureront qu'ils font
infuffifants.

On choifit le plus fouvent les
nourrices parmi les femmes les plus
pauvres, & qui ont été obligées par
différents accidents d'abandonner
leurs enfants, ou qui les ont perdu ;
comme elles ont été accoutumées dès
l'enfance à une nourriture groffiere
& à un travail violent, & que lorfqu'elles font dans nos maifons elles
font oifives , mangent & boivent
beaucoup, ne fe nourriffent que
d'aliments fucculents, elles font bien-

tôt tourmentées par la pléthore, la mélancolie, la luxure; elles deviennent pesantes, lascives., tristes; car personne n'ignore qu'un passage brusque d'aliments grossiers & d'exercice violent à une nourriture abondante & à une oisiveté absolue, d'éveloppe un acide spontané qui est très-propre à engendrer la mélancolie; la mere en éprouve à peine les plus légers effets, que l'enfant en est la victime; il est sujet aux tranchées & au vomissement qui en font les suites. Le lait se coagule trop fortement, l'estomac s'enfle, paroît dur au tact, est incapable de digérer cette masse laiteuse; les excréments font verdâtres, la face pâle, les éruptions paroissent sur la peau; enfin la scene se termine par les convulsions ou par la fievre hectique. Si l'on fait appeller le Médecin, il prescrit à l'enfant les absorbants, qui calment les douleurs en détruisant les acides; il ajoute la rhubarbe, qui par son amertume fortifie les intestins & purge les premieres voies: par ces secours il guérit pour quelques jours ; mais comme la cause de la maladie subsiste toujours chez la nourrice, l'enfant retombe bientôt dans ses premiers malheurs. Les Médecins ont encore essayé de remédier à cet accident ; ils ont donné la magnésie blanche à la nourrice, pour détruire l'acidité dans sa source ; cette méthode est excellente, mais elle n'est pas suffisante pour déraciner le mal : peut-être réussiroit-elle parfaitement si on obligeoit les nourrices à se promener tous les jours avant dîner, ou à s'occuper à quelque ouvrage qui excitât la sueur. Ce régime seroit plus utile à l'enfant que tous les médicaments.

Il est très-probable que des nourrices pléthoriques & lascives communiqueront plusieurs vices aux enfants qui leur seront confiés. L'expérience nous apprend que les mœurs & les inclinations passent des peres aux enfants : or plusieurs observations prouvent que le lait contribue beaucoup à produire ce phénomene. Toutes attestent que des nourrices luxurieuses, ivrognes, voleuses, mélancoliques, cruelles, féroces, communiquent ces vices à leurs nourrissons. Déodat raconte qu'une fille de sept ans étoit passionnée pour les liqueurs spiritueuses, parce qu'elle avoit eu une nourrice sujette à la crapule. On trouve dans les Auteurs qui ont écrit sur la diete, que la nourrice de Claude Tibere Néron étoit ivrogne, c'est pourquoi cet Empereur eut toujours une envie insatiable de boire; aussi les Romains l'appelloient-ils par mépris *calidus biberius*. Ils nous assurent encore que la nourrice de son prédécesseur Caïus Caligula, pour l'engager à saisir plus promptement le mamellon, l'humectoit avec du sang, ce qui le rendit si féroce & si inhumain, que non-seulement il fut coupable dans la suite de plusieurs homicides, mais souhaita plusieurs fois que le genre humain n'eût qu'une seule tête, afin d'avoir le plaisir de l'abattre. On peut encore rappeller ici les anciens héros, qui nourrissoient, dit-on, leurs enfants avec du lait de lionne , pour les rendre plus courageux.

Nous voyons tous les jours que les nourrices peu imbues des principes de morale , se livrent sans retenue à leurs passions déréglées, d'où il suit nécessairement que l'esprit des nourrissons sera. d'autant plus affecté , que leurs affections auront été plus violentes. La colere , cette passion impétueuse , qui dans un clin d'œil rend l'homme furieux & change sa phisionomie, le fait rougir, pâlir, &c. altere tellement le lait, qu'elle le rend âcre, vénéneux, drastique, & en quelque maniere semblable à l'eau forte. On a vu périr des enfants dans les convulsions comme s'ils avoient pris de la ciguë, pour avoir tetté leurs nourrices après des accès de colere.

Les nourrices accoutumées à des aliments solides & très-assaisonnés, s'ennuient bientôt d'une nourriture plus légere & plus douce ; aussi desirent-elles avec ardeur leurs anciens mets : or le chyle répond par ses qualités à la nourriture , le lait répond au chyle, & en général l'état des humeurs de l'enfant répond à celui de la nourrice ; c'est par cette raison que les médicaments qui purgent la mere, purgent en même temps l'enfant : si, par exemple, une femme mange de la morelle, son nourrisson éprouvera les mêmes accidents qu'elle ; les aliments salés de la nourrice, causent à l'enfant le scorbut ; c'est pourquoi il n'est pas rare de voir les dents des enfants à peine sorties de leurs alvéoles, qu'elles sont cariées, rongées par le tartre, &c.

Les paysannes qui fatiguent tout le jour prennent volontiers le matin quelques verrées d'eau-de-vie ; comme elles sont perpétuellement en mouvement, elles supportent assez bien cette liqueur ; mais lorsqu'elles jouissent du repos étant nourrices, & qu'elles veulent boire cette liqueur, sous prétexte qu'ayant donné à tetter la nuit ou ayant veillé, elles ont besoin d'un restaurant, leurs nourrissons en sont les victimes ; ils sont bientôt attaqués des

convulfions qui les tuent rapidement,
comme l'a obfervé le grand Boerhaave. Nous voyons fouvent des enfants vigoureux, périr fubitement entre les bras de leurs nourrices ; peut-
être en ferions-nous moins furpris
fi nous connoiffions les erreurs qu'elles ont commifes dans leur régime.

Il arrive affez fouvent que lorfque
les parents fortent pour vifiter leurs
voifines, les nourrices, empreffées
de profiter d'un moment de liberté,
quittent une chambre chaude pour
refpirer un air froid ; quoiqu'elles
en foient peu incommodées, leurs
nourriffons en éprouvent des toux
violentes, &c.

Comme on oblige à la continen-
ce des femmes qui étoient accoutumées à jouir amplement des plaifirs du mariage, elles font bientôt
fujettes aux vapeurs, ce qui occafionne aux enfants des tranchées qui
fout fuivies des convulfions, &c.

Si on confidere que cette trifte &
contagieufe maladie appellée Vérole, eft la fuite des fornications fi
communes chez les gens du peuple,

on ne fera pas furpris fi les nourrices font fouvent les caufes d'accidents horribles. On donna en 1740
une nourrice infectée à l'enfant d'un
Capitaine; elle lui communiqua bientôt la vérole avec le lait ; la mere
qui tous les matins approchoit fon
enfant de fon fein , plutôt pour
s'amufer que pour l'allaiter, s'ap-
perçut bientôt que fes mamelles
étoient couvertes de boutons ulcérés;
elle s'adreffa à une vieille femme,
qui par le moyen d'un onguent,
chaffa la matiere virulente vers les
parties intérieures : quelque temps
après ce venin excita des inflammations au col ; cette femme fe
perfuada que c'étoient des glandes
engorgées, caufées par l'air froid
ou par une boiffon trop fraîche;
cette idée l'empêcha de foupçonner
aucun danger : mais fon mari ayant
eu de petits ulceres aux levres après
l'avoir fréquentée, le Médecin fou-
pçonna le virus vénérien ; c'eft
pourquoi, après quelques effais,
il employa les mercuriaux qui em-
porterent l'inflammation du col, &

dévoilerent la cause de la maladie : en prenant les informations nécessaires, on s'assura que la nourrice, qui avoit la vérole, avoit causé tout le mal. Cette misérable ayant été congédiée, se présenta comme nourrice chez un Baron ; mais comme l'enfant de ce Seigneur étoit d'une foible constitution, elle lui donna en peu de jours la mort, en lui faisant tetter un lait infecté. Ces exemples ne sont pas rares dans les grandes villes, & quoique l'on fasse examiner les nourrices par des Médecins, les plus expérimentés ne peuvent souvent découvrir les traces du poison, ce qui jette plusieurs familles dans de grands malheurs.

Les nourrices ne peuvent jamais sentir pour leurs nourrissons cet instinct puissant que la nature a inspiré aux meres, & quoiqu'elles en imitent les effets, elles ne parviennent jamais à les faire éprouver à leurs nourrissons dans toute leur force ; l'expérience confirme que quoique plusieurs accablent les enfants de careffes en préference de leurs meres, elles ne font pas plutôt éloignées des parents, qu'elles les traitent comme des ferpents, pouffent la cruauté jufqu'à les battre, les pincer, les jetter brufquement, les accabler de malédictions : c'eft après ces traitements inhumains qu'elles les rendent à leurs parents boîteux, boffus, fiftuleux, &c. plufieurs d'entre elles leur infpirent de la terreur ; elles n'épargnent rien pour leur faire peur , ce qui les rend fi pufillanimes pour toute leur vie , qu'ils craignent les ténebres, &c.

Les nourrices mangeant beaucoup & vivant dans l'oifiveté, font affoupies, dorment profondément, auffi elles étouffent fouvent les enfants qui leur font confiés : les meres, au contraire, toujours inquietes fur le fort de leurs enfants, prévoient tous les accidents, s'éveillent à la moindre alarme ; auffi font-elles rarement la caufe de leur malheur.

Nous favons d'ailleurs, par une foule d'exemples, que l'amour naturel

turel pour les enfants s'accroît en
les nourrissant ; c'est pourquoi nous
voyons que les meres sont plus attachées à ceux qu'elles ont allaités,
qu'à ceux qu'elles ont confiés à des
nourrices étrangeres.

L'usage a prévalu en France &
dans d'autres pays , d'envoyer les
enfants à la campagne, de les confier, pour les nourrir & les élever
pendant quelques années , à des femmes récemment accouchées ; mais
comme elles aiment beaucoup plus
leurs propres enfants que les étrangers, il peut arriver que les parents reçoivent des fils de paysans
à la place des leurs, d'autant plus
qu'il est difficile de s'appercevoir de
la supercherie , puisque les traits
des enfants changent si sensiblement,
que ceux qui avoient les yeux bleus
à leur naissance, les ont de toute
autre couleur lorsqu'ils sont plus
avancés en âge ; leurs cheveux éprouvent les mêmes changements , de
même que les autres traits de leur
visage se modifient différemment
d'une année à l'autre.

Tome II.   L

Nous avouons cependant ingénument qu'il est plus avantageux pour les enfants qu'ils soient nourris avec du lait de femme qu'avec du lait de vache; car 1°. celui-ci change aussi-tôt qu'il a été tiré des mamelles; sa mixtion s'altere; 2°. sa saveur n'est plus la même; 3°. il n'a plus sa chaleur naturelle, qui est cependant nécessaire au nourrisson; si on le fait chauffer, il s'altere dans les vaisseaux qui le contiennent; 4°. il fournit plus d'acide, ce qui est confirmé par les observations de Linné, faites dans son voyage de Laponie. Les paysans de Vestrobotnie engendrent plus d'enfants que ceux des autres provinces; cependant ils n'en conservent pas un plus grand nombre, ce qui doit être attribué au lait de vache dont ils les nourrissent; ajoutez la grande différence que l'on observe chez les animaux anthropomorphes ou à figure humaine, & les bestiaux; d'ailleurs l'on voit rarement les herbivores allaiter les carnivores, ou ceux-ci les herbivores, quoique les

petits chiens tettent les chats, les
boucs, les brebis.

§. IV.

Nous ferions un volume fi nous
rapportions tout ce qui tient à cette
importante matiere ; contentons-
nous donc, pour réfumer, de dire
que l'on ne doit avoir recours aux
nourrices que dans un preffant befoin. Si les femmes écoutent leur
confcience & les intérêts de leurs enfants, elles ne leur refuferont point
un lait qui leur eft deftiné par la
nature. Nous les affurons qu'elles
feront heureufes fi elles fe foumet-
tent à un devoir fi jufte ; leurs enfants feront heureux fi elles leur accordent leurs foins ; car à moins que
les deftins ne foient bien contraires,
ils recevront des corps fains, le
caractere de leur mere, & le même amour de la vertu ; feront
exempts de toute tache & maladies
étrangeres.

Concluons donc que fi les enfants
des nobles dégénerent, fi ceux des

plus ingénieux s'abrutiffent, fi ceux des plus vigoureux font foibles & délicats, & fi plufieurs périffent lorfqu'ils commencent à exifter, les nourrices occafionnent le plus fouvent tous ces malheurs.

F I N.

DISSERTATION

SUR

LA DÉPOPULATION

Causée par les vices, les préjugés & les erreurs des Nourrices mercénaires; contenant une expofition fidelle des maux qu'elles occafionnent aux enfants, & les moyens les plus efficaces pour les prévenir.

*Par M. J. E. G***. Docteur en Medecine de la Faculté de Montpellier, aggrégé au College des Medecins de Lyon, Profeffeur de Botanique, &c.*

Quid verba quæris veritas odit moras ?
SENECA.

AVANT-PROPOS.

DÈs les premieres années de mes études médecinales, je fentis l'impoffibilité où j'étois d'embraffer l'art de guérir dans toute fon étendue; frappé de l'évidence de cet axiome, *pluribus intentus minor eft ad fingula fenfus*, j'eus le courage de reftreindre mes prétentions & de me borner à une des branches de l'immenfe chaîne de la fcience Hypocratique.

Après avoir étudié avec foin toutes les parties de la Médecine, je réfolus de fixer ma principale attention fur l'art de conferver la fanté des enfants, de prévenir leurs maladies & de les guérir, lorsqu'ils en font affligés. Un goût indéfiniſſable pour ces innocents m'entraîna malgré moi ; ma réſolution une fois priſe, non-ſeulement je ne laiſſois échapper aucune occaſion d'obſerver tout ce qui a rapport aux enfants, mais encore je ſongeai ſérieuſement à me placer dans les différentes ſituations qui pouvoient me mettre à même d'accumuler les faits dont j'avois beſoin pour établir un corps de doctrine ; je fis en conféquence un féjour alternatif à la ville & à la campagne, je ſuivis les Hôpitaux, je recherchai avec empreſſement les pauvres, je voyageois & me fixois dans différentes parties de la Province, je viſitois les nourrices, je queſtionnois les perſonnes éclairées de tous les états. Ces efforts me fournirent bientôt un tableau affez complet des avantages & des défavantages que les enfants peuvent retirer & retirent en effet des foins qu'on leur a accordés jufqu'à ce jour.

Vous pouvez imaginer qu'une étude prefque exclufive de tout ce qui a rapport directement ou indirectement aux enfants, m'a fourni un grand nombre d'obfervations : j'étois cependant réfolu de les laiffer enfevelies dans mes *adverfaria*, lorfque j'ai appris que le Monarque bien - aimé, fous qui nous avons le bonheur de vivre, avoit tourné fes regards paternels fur les germes précieux de la Société ; il a fenti par la vigueur de fon génie bienfaifant, que négliger l'édu-

L 5

cation phyſique des enfants, c'étoit donner lieu à une multitude de cauſes funeſtes à la population, que c'étoit infecter la ſource des générations à venir, énerver les reſſorts de l'Etat, & laiſſer multiplier ces ſouches de lignées abâtardies, qui, en conſumant une ſubſtance précieuſe aux vrais citoyens, ſurchargent la terre du poids de leur inutilité, & attriſtent ſans ceſſe ceux qui les environnent par un tableau animé de toutes les infirmités humaines. Notre Auguſte Souverain, frappé de ce déluge de maux qui menacent ſans ceſſe les générations futures, a engagé des hommes de génie, à développer dans des ouvrages faits *ex profeſſo*, les cauſes des maladies des enfants, les moyens de les prévenir, & les méthodes les plus efficaces de les guérir. Déja le savant & judicieux Lieutaud a travaillé à cet utile & magnifique ouvrage; déja le sage, l'élégant, le profond Raulin a enrichi sa patrie & la médecine de plufieurs volumes fur la confervation des enfants. Les vrais Savants, tous les bons Citoyens, en appludiffant au zele de ces deux Médecins, ont béni le Dieu tutélaire qui leur a prodigué fes bienfaits; l'Europe entiere, imitant notre Roi, a jetté des vues fur l'important objet de l'éducation des enfants; une Académie célebre de Hollande a propofé un prix qui devoit être adjugé à celui qui auroit tracé la meilleure méthode de les conferver; M. Ballexferd, Citoyen de Geneve, qui a rem-

porté la palme, a vu son excellente Dissertation applaudie
par toute l'Europe.

Dans cet état de fermenta-
tion universelle, j'ose espérer
que les Magistrats recevront en
perés de la patrie les observations que j'ai l'honneur de leur
offrir, & qu'en imitant celui qui
ne se croit Roi que pour faire du
bien à ses sujets, ils travailleront
efficacement à déraciner les dé-
sordres énormes qui se sont glis-
sés dans l'administration politi-
que de cette partie importante
de l'art de guérir qui concer-
ne les enfants ; qu'ils jugeront
mes projets & mes vues avec
cette impartialité & ce zele qui
les caractérisent & qui les feront toujours regarder comme
nos bienfaiteurs, nos défenseurs
& nos peres.

DISSERTATION

*Sur les maux causés par les nour-
rices & sur les moyens de les
prévenir.*

Laissons aux Philosophes Chrétiens une noble tâche à remplir ; c'est à eux à donner aux meres les instructions morales qui peuvent les déterminer à nourrir leurs enfants ; c'est à eux à leur faire sentir l'influence de cette démarche sur leur bonheur, sur celui de leur famille & de leurs concitoyens. Bornons - nous au phy-sique, encore ne prétendons-nous point faire voir les avantages corpo-rels que les soins maternels peuvent procurer aux enfants ; contentons-

nous pour le préfent d'expofer fidé-
lement les fuites funeftes du nourriffage mercénaire : pour le faire
avec méthode nous expoferons 1°.
l'importance, la difficulté de la premiere éducation médecinale , les
qualités qu'elle exige de celles qui
prétendent s'en charger ; 2°. nous
examinerons fi les nourrices de la
campagne ont & peuvent avoir ces
qualités ; 3°. nous tracerons un tableau des maux auxquels les enfants
font expofés fous leur direction ;
4°. enfin nous terminerons cet Effai
en propofant les moyens de remédier aux inconvénients qui font fuf-
ceptibles d'être prévus & abolis.

CHAPITRE PREMIER.

Soins néceſſaires à l'enfant nouveau né; qualités que doit avoir celle qui en eſt chargée.

UNe obſervation frappante fera mieux ſentir que tous mes raiſonnements, combien la premiere éducation médecinale exige de ſoins: parcourez tous les animaux, obſervez-les après qu'ils ont mis au jour les fruits de leur tendre union; quoique les meres aient eu les entrailles déchirées par les efforts de l'enfantement; quoiqu'elles aient ſouffert des douleurs exceſſives, quoique leurs fruits aient été la cauſe de tous ces maux; leur vue, leurs premiers ſoins leur font oublier tout ce qu'elles ont ſouffert. Bien-loin de les haïr, comme la natue ſemble l'inſpirer, dans toute autre circonſtance, elles ne ſont occupées que des moyens de leur procurer tous les fecours imaginables, felles s'oublient elles-mêmes, peu inquietes de leur propre bonheur , elles ne font penfent qu'à l'affurer à ceux qu'elles ont engendrés ; perdant leur propre caractere, elles font à peine reconnoiffables ; la plus timide devient courageufe dès qu'il. s'agit de défendre fon nourriffon ; elles ne cherchent de la nourriture que pour le foulager ; auffi les voyez-vous maigrir de jour en jour, toujours fur le qui-vive, elles font. dans une agitation & une inquiétude perpétuelle.

D'où peuvent venir ce changement, cet inftinct invincible & général ? de celui qui a tout créé. Sa. fageffe infinie avoit prévu que les jeunes animaux exigeroient pour leur confervation des foins extraordinaires ; que fans ces fecours, les efpeces feroient bientôt anéanties ; pour les leur affurer, il a imprimé dans le cœur de tous les êtres vivants, un amour machinal pour leur. progéniture ; la femme eft foumife. à cet inftinct comme tous les ani-

maux ; fuivez ces meres qui nourriffent elles-mêmes leurs enfants,
quelles qu'aient été leurs habitudes, leurs goûts avant leurs grof-
feffes, elles oublient bientôt tous
les objets de leurs plaifirs. Uniquement attentives à leurs enfants, elles
paffent les nuits fans dormir, à peine prennent-elles quelques moments
pour affurer à leurs nourriffons une
nourriture proportionnée à la délica-
teffe de leurs organes ; leurs repas
font pris à la hâte, elles ne mangent que ce qu'elles favent propre
à fournir un bon lait ; toutes les
heures du jour font employées à la-
vet, nettoyer, échauffer, amufer,
nourrir, endormir l'objet de leurs
amours.

Tous ceux qui les environnent
les regardent avec pitié ; ils ne
conçoivent pas comment on peut
fe rendre ainfi efclaves d'un chétif
enfant ; comment ou peut lui facri-
fier fes goûts, fes plaifirs, fon repos, fa fanté ; enfin, ils les croient
les plus malheureufes des femmes.

Elles, au contraire, trouvent un

plaifir indéfiniffable dans tout ce qui les rebutoit lorfqu'elles étoient filles, elles font avec joie ce qui alors leur faifoit foulever le cœur ; il n'eft pas même rare de trouver des femmes qui avoient une anti-pathie marquée pour les enfants, devenir des meres tendres, des nour-rices actives & vigilantes ; elles ne conçoivent pas elles - mêmes leur métamorphofe.

Tous ces phénomenes s'expliquent aifément par l'analogie tirée des animaux ; un inftinct puiffant les entraîne, l'homme eft foumis à ce même mouvement, fon ame eft fufceptible de ces impreffions ra-dicales & primitives qui ont été deffinées par le grand Être, & qui tendent toutes à fon bonheur & à celui de l'efpece.

Dans les animaux cet inftinct fuffit, la nature feule les conduit jufqu'au moment où leurs nourrif-fons peuvent vivre par leurs pro-pres forces ; elle les oblige fans ceffe à faire tout ce qui convient le mieux à leur progéniture ; mais

l'homme n'eſt point auſſi directement ſous ſon empire; il a reçu
du Ciel une volonté active, une
raiſon éclairée, qui, ſoutenues & ex-
citées par l'inſtinct, peuvent lui ſug-
gérer tous les moyens de conſervation. Malheureuſement cette raiſon,
cette volonté ſont ſouvent corrompues par les erreurs, les préjugés &
les vices de toute eſpece, ces rouil-
les de l'ame ſont quelquefois ſi profondes, qu'elles étouffent cette active impreſſion de la nature; alors
des maux innombrables affligent les
malheureux mortels, leur vie eſt
un enchaînement éternel de miſeres
& de calamités; une foule de cauſes phyſiques & morales ont ſuccef-
ſivement donné naiſſance à ces erreurs, à ces préjugés & à ces vices;
ce n'eſt point ici le lieu d'en faire
l'énumération; contentons - nous
d'aſſurer que la plupart tiennent à
des abus généraux, que les loix
ſeules peuvent déraciner.

Mais pour revenir à notre objet,
celle qui veut réuſſir dans la premiere éducation des enfants; doit

avoir l'ame & le cœur affez purs pour fentir toutes les influences de l'inftinct primitif ; elle doit avoir l'efprit affez jufte pour faifir & connoître les méthodes les plus utiles à la confervation des enfants : je fais que ces méthodes font très-fimples, qu'il ne faut ni fcience ni érudition pour les connoître ; mais je peux affurer qu'elles contiennent un affez grand nombre de préceptes pour mériter toute l'attention des efprits ordinaires, elles exigent d'être animées par la droiture du cœur, par cet amour naturel fans lequel elles font impraticables. Pour vous le démontrer, apprenez qu'un enfant dès fa naiffance eft en proie aux douleurs de toute efpece, la nature femble les avoir raffemblées en foule fur fa tête pour l'accoutumer aux travers fans nombre que l'ordre focial lui prépare. Apprenez qu'un enfant a plufieurs befoins, que fi vous négligez de les fatisfaire, fa vie eft en danger ; vous devez le nourrir, l'échauffer, le purifier des immondices qu'il apporte en naiſſant & de celles auxquelles il eſt journellement ſujet ; vous devez le vêtir, lui procurer un doux ſommeil, calmer ſes douleurs ; tous ces objets exigent une foule de précautions eſſentielles, omettez - en une ſeule, vous êtes menacé de perdre votre enfant : toutes enlevent une mere à elle-même, la rendent eſclave de ſon nourriſſon. Elle ne peut prendre que quelques heures d'un ſommeil ſouvent interrompu, elle ne peut ni ne doit l'abandonner un ſeul inſtant ſans l'expoſer aux plus grands maux ; heureuſe encore ſi par tous ces ſoins, elle le voyoit jouir d'une parfaite ſanté, mais elle ne doit pas s'en flatter ; l'enfance eſt une vraie maladie qui, comme toutes les autres, a ſon commencement, ſon accroiſſement, ſon plus haut période, ſon déclin & ſa fin.

Dans chaque période le malheureux nourriſſon effraie ſa mere par des ſymptomes qui la menacent de le perdre ; c'eſt dans ces criſes ter-

ribles que les femaines entieres s'é-
coulent fans que l'enfant jouiſſe
d'un feul moment de repos; la
nourrice tourmentée par les maux
qu'elle prévoit, ne peut ni ne doit
s'abandonner à une dangereuſe fé-
curité; elle aura donc fans ceſſe
l'œil tourné fur fon enfant, elle
travaillera à calmer fes douleurs,
mettra en œuvre tous les fecours
qui ont réuſſi dans pareille rencon-
tre, elle interrogera fes amies qui
ont acquifes par une longue expérience des connoiſſances utiles fur
cet objet, elle étudiera les préceptes que les maîtres de l'art ont
tranfmis à la fociété; toujours
guidée par un inftinct actif, elle
paſſera plufieurs années dans les
occupations les plus aſſidues;
les plaifirs bruyants n'auront aucune prife fur fon cœur maternel,
elle fe délectera en voyant les fuites heureufes de fes foins, les fou-
ris enchanteurs de fon enfant feront fa récompenfe & lui cauferont
ces douces émotions qui équivalent
au moins à ce trouble, à ce délire

qu'entraînent les grandes paſſions.

Pour réſumer, la vraie nourrice doit être ſoumiſe à l'inſtinct maternel, elle doit avoir l'ame exempte d'erreurs, de préjugés, le cœur ſans vices & ſans paſſions ; elle doit connoître les moyens les plus efficaces pour nourrir, entretenir, conſerver les enfants : voyons maintenant ſi les nourrices mercénaires peuvent remplir ces conditions.

CHAPITRE SECOND.

Les nourrices mercénaires peuvent-elles remplacer les meres pour nourrir les enfants ?

NOus avons vu que cet inſtinct tout puiſſant qui oblige les meres à s'oublier entiérement pour ne s'occuper que de leurs nourriſſons, eſt abſolument néceſſaire pour leur faire ſurmonter les obſtacles qui s'oppoſent ſans ceſſe à la conſervation de leurs enfants, que c'eſt lui

qui les empêche de sentir les peines,
les travaux & les dégoûts qu'entraîne
nécessairement le nourrissage ; nous
devons donc examiner, avant de
décider, si les nourrices mercénaires
peuvent remplir leurs pénibles fonctions ; si elles ont cet instinct maternel pour les enfants dont elles
doivent être chargées : pour prononcer pertinemment sur ce sujet,
écoutons l'expérience.

Il est certain que cet instinct est
inné dans le cœur de la mere, que
ce n'est point l'enfant qui l'inspire ;
pour vous en convaince, jettez un
coup d'œil sur ce troupeau qui sort
de l'étable, voyez ces agneaux qui
marchent chacun à côté de leurs
meres : observez-vous qu'une seule
Brebis se charge de nourrir celui
qu'elle n'a pas engendré ? cependant elle le voit chaque jour ; si
le nourrisson inspiroit cet instinct,
nous verrions les brebis qui ont perdu leurs agneaux , s'attacher naturellement à ceux qui seroient dé-
laissés ; or cela ne se voit jamais :
donc l'instinct maternel est inné à
la

la mère, & n'eſt point excité par
la préſence de l'enfant.

Paſſons de l'obſervation des animaux à celle que l'eſpece humaine
peut nous fournir ; queſtionnez les
nourrices ſinceres, demandez-leur,
ſi lorſqu'elles ont commencé à nourrir
des enfants étrangers, elles ont ſenti
pour eux ces émotions, cet attachement, cet amour que leurs propres
fruits leur avoient inſpirés, elles vous
répondront que non, qu'elles n'ont
été portées à leur dònner des ſoins que
par l'intérêt, la religion & l'humanité.

Queſtionnez vos femmes elles-
mêmes, ſentent-elles cette douce
révolution que cauſe l'inſtinct, à
la vue des enfants de leurs plus
cheres amies ? elles vous avoueront
qu'il y a une différence immenſe entre les ſentiments que leurs propres
enfants leur ont inſpiré & ceux qu'elles éprouvent à la vue des étrangers.

Si toutes ces obſervations ſont
vraies, comme tout le monde peut
s'en convaincre, ſi cet inſtinct eſt
abſolument néceſſaire pour faire
réuſſir la premiere éducation méde-

cinale , concluons que nous devons préfumer que les nourrices mercénaires n'ayant pas cet inftinct, ne pourront s'acquitter dignement de la noble fonction du nourriffage : mais j'entends les clameurs de ces demi-obfervateurs qui affurent que les nourrices s'attachent à des enfants étrangers , & qu'elles les quittent avec peine ; oui , j'avoue ce phénomene , je l'ai quelquefois obfervé ; mais j'ai vu, & les nourrices elles-mêmes me l'ont avoué, que cet attachement ne vient que lentement, qu'il n'eft jamais femblable à cet inftinct naturel qui les portoit vers leurs propres enfants , qu'elles ne fentent de vives émotions que vers la fin du nourriffage ; que ce penchant étoit affez femblable à celui qu'elles pourroient avoir pour un animal qu'elles auroient nourri ; je dis plus encore , j'ai vu que les feules nourrices fages & vertueufes goûtoient ces émotions, que toutes celles qui étoient efclaves de l'avarice , de l'ivrognerie , de la pareffe , de la luxure , n'avoient jamais donné la

moindre preuve de cet oubli d'elles-mêmes envers les enfants étrangers ; que souvent , il eſt vrai ,
elles jouoient les ſenſibles ; mais leur
conduite prouvoit aſſez que ce n'é-
toit qu'une petite charlatanerie, qu'elles employoient pour captiver la
confiance des parents ; je le répete,
les meres ne doivent point eſpérer
de communiquer aux nourrices cet
inſtinct conſervateur de l'eſpece humaine qu'elles ont reçues du Ciel,
elles doivent tout au plus ſe flatter
que la vertu & la religion ſupplée-
ront foiblement à la ſollicitude ma-
ternelle : voyons donc ſi le plus
grand nombre des nourrices ſont
aſſez vertueuſes pour faire eſpérer
qu'elles rempliront dignement les
pénibles fonctions auxquelles elles
s'engagent.

Une funeſte & triſte expérience
nous apprend que le vil égoïſme
regne deſpotiquement ſur le cœur
de tous les hommes ; les relations
ſociales , le luxe, les beſoins fac-
tices & imaginaires ont déja preſque étouffés ces ſentiments naturels

de bienveillance pour nos femblables,
& de modération dans les plaifirs;
dans la primitive fociété les hommes, n'obéiffant qu'à la voix fuprê-
me, ne cherchoient qu'à fatisfaire
leurs befoins naturels, ils ne con-
voitoient d'autres objets que ceux
qui fervoient à foutenir leur exiftence phyfique ; leurs relations ne
s'étendoient que fur ce qui pouvoit
affouvir les defirs modérés que la
nature leur infpiroit ; Dieu avoit
gravé dans leur cœur deux grands
principes qui les dirigeoient fûre-
ment dans toutes leurs démarches;
il leur avoit infpiré une horreur de
leur deftruction, qui leur faifoit éviter tous les excès, une horreur pour
celles de leurs femblables, qui, en
les éloignant de leur faire fouffrir
aucun mal, les portoient à les foulager daus leurs befoins ; dans cet
heureux temps l'efpece humaine
multiplioit à l'envi, chaque généra-
tion voyoit naître une multitude
d'hommes nouveaux, déja même
la terre étoit menacée d'être furchargée par le nombre de fes en-

fants ; mais bientôt ces craintes cef-
ferent , la perfectibilité dont l'homme étoit fufceptible donna naiffance à l'effervefcence des paffions ,
elles établirent de nouveaux rapports , fes befoins augmenterent,
bientôt il fentit s'affoiblir les impreffions naturelles ; plus vivement agité
par l'amour de lui-même que par
celui de fes femblables , & fes befoins
ayant multiplié à l'infini , il ne put
les fatisfaire qu'au détriment de fon
efpece.

Dans cet état critique la fociété humaine perdit pour jamais la
paix qui avoit fait fon bonheur ,
une guerre éternelle fe déclara entre les hommes. Dans l'état primitif ils s'aimoient mutuellement ; dans
l'actuel leur bonheur dépend nécef-
fairement du malheur de leurs fre-
res ; ils reffemblent à ces animaux
aquatiques qui étant fans ceffe acharn-
nés les uns contre les autres , ne
vivent, ne fubfiftent que par la
deftruction.

Aujourd'hui ces caufes ont recu-
lé les bornes de leur empire auffi

loin qu'elles pouvoient s'étendre , la dépravation est à son comble, la masse des objets convoités par les hommes est divisée en deux portions très - inégales ; quelques favoris du hazard se font emparés de la plus considérable. La moindre est distribuée par parcelles plus ou moins infiniment petites au sept huit au moins de l'espece humaine ; cette inégalité donne lieu à un effort réciproque , le riche toujours dévoré par des desirs extravagants travaille à enlever au pauvre la foible nourriture que le sort lui a abandonnée ; celui-ci se persuadant que l'autre est plus heureux que lui , fait tous ses efforts pour lui enlever une partie de ses richesses.

De cette funeste source coule sans cesse un torrent de calamités ; le riche ayant émoussé ses sens, les irrite par des moyens extraordinaires ; son exemple s'étend sur tous les ordres de la société ; les besoins naturels assouvis , l'ame ne pouvant jouir ici-bas d'un seul moment de repos, se livre aux chimeres de toute espèce ; l'ambition s'empare de tous les cœurs ; on veut dominer sur ses semblables, depuis le Monarque jusques au Pastre le plus accablé sous le poids de la pauvreté, tous veulent jouir d'une réputation, on ne veut pas passer pour vertueux, (depuis plusieurs siecles ce mot est mis au rang de ceux qui ont jadis eu une signification, mais qui aujourd'hui n'exprime qu'une antique chimere ;) on veut passer pour riche, pour jouissant de tous les plaisirs charnels, parce que les ames abrouties n'estiment plus que les richesses & les prétendus biens qu'elles procurent.

Dans cet état de dépravation, sera-t-on surpris si les hommes, soumis à la conscience, à la vertu, & à la religion font extrêmement rares ; si dans tous les états on ne consulte que son intérêt, ses plaisirs, son bien être, tels que l'opinion les fait imaginer ? sera-t-on étonné si j'avance, après ce long écart, qui ne paroîtra pas déplacé à ceux

qui penfent, que le plus grand nombre des nourrices foient fans fentiments, fans vertu, fans religion &
par conféquent incapables de remplir
dignement leurs fonctions, que livrées
à tous les vices, à tous les préjugés,
à toutes les erreurs, elles nuifent prefque toujours aux malheureux qu'on
leur confie, leur donnent la mort de
mille manieres, ou fi elles les rendent encore vivants à leurs parents,
que la plûpart de ces innocents foient
foibles, délicats & fujets à des lé-
gions de maladies.

Oui, les hommes font corrompus
fur toute la furface de notre globe;
mais ils ont porté leur délire à fon
plus haut période, lorfqu'ils fe font
entaffés dans les grandes villes;
c'eft dans ces repaires de tous les
vices, que la race humaine offre
les tableaux les plus humiliants;
leur influence s'étend aux environs
d'une maniere plus ou moins fenfible, fuivant la proximité ou l'é-
loignement de ces centres de mife-
res. En effet, nous obfervons que
chez les habitants des campagnes

avoisinant une grande ville, leurs mœurs sont plus corrompues ; aussi peut-on dire avec vérité que les enfants des citadins sont punis des péchés de leurs peres ; leurs nourrices ont été corrompues par les grandes villes, ils sont les victimes des vices que leurs peres ont inspirés ; c'est ce que nous allons développer dans le Chapitre suivant.

CHAPITRE TROISIEME.

Vices, préjugés & erreurs des nourrices mercenaires, funestes aux enfants.

LEs femmes des campagnes qui viennent chercher des nourrissons à la ville, ne sont déterminées à cette démarche que par l'appas du gain ; c'est une vérité que personne ne me contestera ; aussi n'ayant que l'intérêt en vue, elles s'inquietent fort peu si elles ont les qualités nécessaires pour être nourrices. Elles cachent avec un soin extrême leurs défauts & leurs infirmités ; souvent elles sont attaquées de maladies graves qui en altérant leur lait, communiquent aux enfants des vices incurables.

Plusieurs, par exemple, sont couvertes de dartres ou sont infectées de la gale ; nous avons souvent vu des malheureux nourrissons qui ayant sucé avec le lait les germes de ces deux hideuses maladies, ont été presque toute leur vie tourmentés par des éruptions dartreuses, qui par un flux & reflux perpétuel ne les ont presque jamais laissé en repos.

Il n'est pas rare non plus de voir des nourrices assez impudentes pour se présenter avec tous les symptomes du scorbut, ou des écrouelles ; mais ce qui est étonnant, c'est que des parents sont assez stupides, ou pour négliger de les examiner, ou après les avoir examinées, pour leur livrer leurs enfants ; qu'arrive-t-il ? ces tristes victimes de leur bévues sont livrées toute leur vie à ces deux fléaux qui, en infectant la masse de leurs humeurs, leur procurent une multitude successive d'accidents douloureux.

Les enfants du peuple sont surtout très - exposés à ce malheur; leurs parents se croyant trop heureux de trouver des nourrices de bonne composition, s'inquietent fort peu si elles sont saines ou non ; cependant ces enfants méritent autant que ceux des riches que l'on veille à leur santé ; ils doivent être un jour des citoyens très-précieux à la Patrie ; c'est eux qui fourniront des soldats, & des artisans de toute espece ; s'ils ont été négligés dans leur enfance, ils feront toute leur vie des sujets foibles & maladifs, & ce qui est plus douloureux encore, des souches éternelles de générations dépravées.

Ceux qui ont peu observé les habitants des campagnes, ou qui ne les jugent que sur les portraits qu'en ont fait les Philosophes & les Poëtes, s'imaginent bonnement que la débauche y exerce foiblement son

empire, que les villages qui avoifinent les grandes villes préfentent
une foule d'exemples de chafteté &
de pudeur ; qu'ils fe trompent lour-
dement dans leurs fpéculations ! les
Campagnards font prefque auffi dé-
bauchés que nos artifans, les fréquents féjours qu'ils font à la ville leur
fourniffent très-fouvent l'occafion de
connoître des filles perdues qui leur
communiquent généreufement les
germes de cette infame maladie,
qui depuis Chriftophe Colomb, infecte les fources du genre humain ;
leurs femmes ont prefque toutes été
long-temps en fervice dans la ville,
leur commerce avec les laquais eft
affez connu, pour qu'on doive préfumer que lorfqu'elles fe marient,
elles ne font pas toujours des vef-
tales à l'abri de la cenfure ; auffi
apportent-elles affez fouvent à leurs
maris des triftes reftes de leur li-
bertinage ; d'ailleurs les commer-
ces illicites, les adulteres font très-
fréquents dans nos campagnes, &
par cette raifon n'y eût-il que trois
perfonnes d'infectées dans chaque

village, bien-tôt la contagion s'é-
tendroit, comme cela arrive en effet,
fur une partie des habitants : cependant le croiriez-vous ? quoique
les femmes de la campagne favent
très-bien qu'elles ont cette honteufe maladie, fe laiffant entraîner par
l'appas du gain, elles ofent demander des nourriffons, jugez des fuites de cette démarche ; ces malheureux innocents pompent avec le lait
un venin qui, dans l'ordre de la
Providence, ne devroit que fervir de
frein & de punition à la débauche ;
chaque jour nous avons le chagrin
de voir des exemples frappants de
ce malheur ; les maux que nous avons
obfervé, nous font préfumer que
le mal eft plus grand que nous ne
l'avions d'abord foupçonné ; mais
ce qui nous fait gémir fur le fort
de ces malheureufes victimes de la
débauche des nourrices, c'eft que
fur cent, à peine peut-on en fauver une feule.

Les dartres, la gale, le fcorbut, les
écrouelles, la vérole ne font pas
les feules maladies que les nourri-

ces peuvent communiquer aux enfants, toutes celles qui, ayant leur
siege dans la région du bas-ventre,
empêchent la digestion & ne permettent pas aux organes d'élaborer
un chyle propre à fournir un lait
de bonne nature ; toutes ces maladies, dis-je, comme dégoût, coliques venteuses, obstructions, diarrhées chroniques, peuvent causer
aux enfants une multitude de maux ;
nous avons souvent vu périr des
nourrissons d'obstructions, leur ventre étoit gros, tendu, ballonné,
une maigreur générale se présen-
toit à la vue ; leur peau étoit pâle,
seche, plombée, une foiblesse singuliere les rendoit incapables de
mouvement ; après un mûr examen
nous nous sommes toujours assurés
que la mere ou la nourrice étoit
attaquée de maladies chroniques qui
empêchoient la sécrétion & l'excré-
tion d'un lait salutaire ; ces enfants
pour la plûpart, avoient été assez
bien soignés pour que nous n'im-
putassions leur mort ni à la négligence ni à aucun accident ordinaire.

Nous voyons encore assez souvent des nourrices qui ont très-peu de lait, oser se charger des enfants étrangers ; dès les premiers jours elles s'apperçoivent qu'elles ne peuvent tirer de leurs mamelles une nourriture suffisante, pour leur soutien & leur accroissement ; d'ailleurs elles prévoient qu'elles en seront affoiblies, leur digestion leur fournit à peine pour se nourrir, vu la foiblesse de leur estomac & leur peu d'appétit ; cependant elles veulent criminellement suppléer au lait qui leur manque par des aliments grossiers qui ne pouvant être transmutés par les organes délicats des nourrissons, causent à ces malheureux des engorgements funestes, dépravent leurs humeurs & donnent lieu à plusieurs maladies qui les tuent ou ne leur font espérer qu'une vie pleine d'amertume & parsemée de tourments ; la principale & la plus meurtriere se nomme écrouelles, ou vulgairement humeurs froides ; je ne hazarderois rien, en assurant que le tiers au moins des enfants de

Lyon font attaqués de cette maladie ; il ne fe paffe pas une femaine que je n'en voie, foit à l'Hôtel-
de-ville, ou dans mon cabinet, ou
en ville au moins une vingtaine:
tous mes Confreres m'ont avoués
qu'ils en voyoient autant, Mr.
Magneval, célebre Médecin de l'Hôpital général, m'a fouvent dit que
les écrouelles étoient prefque toujours compliquées avec les maladies qu'il a traitées. D'après ces
faits on conclura peut-être que les
humeurs froides font toujours héréditaires, que la débauche de nos
ouvriers, leur mauvaife nourriture en font les feules caufes, cette
conclufion paroîtra très-hazardée fi
on fait attention aux faits fuivants:
1°. Je vois tous les jours des enfants nés de parents exempts de
cette maladie, en être infeétés en
revenant de nourrice ; 2 . la plûpart des fervantes des ouvriers qui
font nées à la campagne apportent
les germes des humeurs froides en
venant à la ville ; 3°. le plus grand
nombre des enfants de Breffe & de

la plaine du Dauphiné font fcro-
phuleux.

Tous ces faits qui font très-vrais
prouvent, fi je ne me trompe, que
les nourrices font la caufe principale de cette maladie, bien entendu
cependant que l'on accordera quelque influence au terroir, à l'héré-
dité, &c.

Parlerons-nous de ces miférables
qui, guidées par un intérêt fordi-
de, & fourdes à la voix de leurs
confcience, ont l'effronterie de fe
préfenter chez nos artifans, fans
avoir une goutte de lait dans leur
mamelles ; fi nous affurons que ces
nourrices ne font pas rares, on ne
voudra pas nous croire : cependant
nous favons très-bien qu'elles exiftent & nous n'en fommes pas furpris ; elles ont encore, fi vous voulez un refte de vieux lait qu'elles
propofent de faire voir aux femmes
qui font chez l'accouchée ; fouvent
on les croit fur leur parole, d'autres difent que la fatigue du voyage a fait couler leur lait, ou que
la douleur les a obligé d'allaiter des

enfants de leurs amies avant d'arriver à la ville ; toutes ces mauvaises raisons satisfont des pauvres ouvriers qui n'y regardent pas de si près, & qui d'ailleurs ne se croient pas en droit, par la modicité de la somme qu'ils paient, de faire les renchéris ; cependant les scélérates emportent les enfants, les nourrissent avec des châtaignes, des truffes, du gros pain mâché, leurs font boire du petit vin ou des vins aigres, tournés ; en peu de jours tout le ventre est empâté, bien-tôt après les convulsions surviennent ; & ces malheureux petits innocents meurent, aussi évidemment assassinés que si on leur avoit plongé un poignard dans le sein.

Un exemple plus commun & aussi condamnable est fourni par ces nourrices avares, qui immédiatement après leurs couches, demandent des enfants à allaiter ; elles offrent, il est vrai, des mamelles pleines de lait, elles ont même l'air sain & bien portant ; à les entendre elles ont eu le malheur de perdre leurs propres

enfants, on les croit bonnement
fur leur parole, on fe glorifie même d'avoir trouvé d'auffi bonnes
nourrices ; mais, qu'arrive-t-il? comme ces fcélérates en ont impofé,
& que leurs enfants font vivants, on
doit croire qu'elles leur prodigue-
ront leur lait , & affameront les
petits étrangers; en effet , pour fuppléer au défaut du lait , elles les
traitent comme celles qui n'en ont
point à donner , auffi les voit-on
prefque tous périr. Voulez - vous
que je vous faffe gémir fur l'anar-
chie qui regne dans cette partie de
l'adminiftration ? apprenez que l'on
a vu des nourrices emmener deux,
trois, quatre enfants dans le même
jour ; apprenez que d'autres ont
pouffé l'inhumanité jufques à les
expofer dans la ville au lieu de les
emmener & faire croire fix mois
après qu'ils étoient morts. Mais
laiffons ces obfervations affligeantes ,
& paffons à d'autres griefs.

Les femmes de la campagne qui
emmenent de la ville des nourriffons , lorfqu'elles font enceintes

ou qui le deviennent quelques mois après, sont encore plus communes que toutes celles dont nous avons parlé ; il y a peut-être peu de meres dans les grandes villes, qui, ayant eu plusieurs enfants, n'ayant été trompées pour quelqu'un d'eux par ces avares campagnardes ; je peux assurer que j'en connois très-peu qui ne m'aient assurés en avoir été les dupes ; toutes les personnes que j'ai consultées à ce sujet, m'ont dit qu'elles voyoient chaque jour, dans presque toutes les maisons, des enfants que l'on avoit été obligé de changer de nourrices pour ce sujet ou qui avoient été les victimes de la méchanceté de ces cruelles nourrices ; ces faits établis, raisonnons : tous les Médecins conviennent que le lait des femmes enceintes est meurtrier pour les nourrissons, il acquiert au commencement de la grossesse un caractere étranger qui le rend âcre & par conséquent incapable de fournir une bonne nourriture ; ce lait peut occasionner plusieurs maladies mor-

telles ; les convulſions en ſont ſouvent les ſuites funeſtes, on ne pourroit nombrer les enfants qu'elles im-
molent chaque année, nous en avons
ſouvent vu périr par cet accident,
quoiqu'ils euſſent été très-bien mé-
nagés d'ailleurs, & nous nous ſom-
mes preſque toujours aſſurés que la
groſſeſſe de leur nourrices avoit
donné lieu à leurs maladies ; ceux
qui évitent ce grand fléau ont une
enfance très-orageuſe & ſont toute
leur vie d'une conſtitution foible &
délicate : nous pouvons atteſter que
depuis dix ans que nous nous occu-
pons des enfants, il s'eſt écoulé
peu de jours où nous n'ayons eu
occaſion de queſtionner des adultes
qui ne reconnoiſſoient d'autres cauſes de leur délicateſſe & de leur
pente à toutes les maladies que la
méchanceté de leurs nourrices, qui
les avoient long-temps allaités pendant leur groſſeſſe ; cette manœuvre
qui eſt très-générale & très-meur-
triere, mérite toute l'attention des
Magiſtrats qui connoiſſent la néceſſi-
té de la population.

La pauvreté des nourrices n'eſt pas moins funeſte aux enfants que leur méchanceté ; le plus grand nombre ſe trouvant plongées dans la miſere la plus affligeante, s'imaginent trouver une eſpece de ſoulagement, en ſe chargeant des nourriſſons étrangers ; mais, hélas ! qu'elles leur deviennent nuiſibles ; obligées de travailler à la ſueur de leur front, elles paſſent la plus grande partie de la journée, éloignées de leurs chaumieres ; pendant ce long eſpace de temps, le malheureux enfant eſt noyé dans ſes excréments, collé dans un berceau, garrotté comme un criminel, il n'a que langue de libre, auſſi ne témoigne-t-il ſes douleurs que par des cris ; dévoré par les inſectes de toute eſpece, abandonné abſolument ou confié à d'autres enfants ; jugez de ſa pitoyable ſituation : cependant la nourrice arrive couverte de ſueur & hors d'haleine, elle prétend le calmer en lui préſentant le mamellon ; l'enfant tourmenté par la faim tette avec avidité ; mais

quel lait pompe-t-il dans ces cruels
moments ? un lait échauffé par un
exercice violent, un lait âcre, séreux,
jaunâtre ; aussi bientôt les accidents
les plus effrayants le mettent à deux
doigts du tombeau : ce lait altéré
se digere avec peine ou ne fournit
que des sucs corrompus qui en irritant les nerfs les ébranlent, causent des étranglements, la cangrene
& la mort. Je me rappelle entre autres exemples que je pourrai citer
d'avoir vu périr un enfant par cette
funeste cause : sa mere avoit travaillé trois heures dans une vigne
& à l'ardeur du soleil, elle arrive
toute en feu & couverte de sueur,
je lui représentai le danger dans
lequel elle alloit jetter son nourrisson si elle s'opiniâtroit à l'allaiter ;
dans ce moment elle sembla écou-
ter mes avis, mais bientôt fati-
guée par les cris perçans de l'enfant, elle le rassasia de son lait
qui étoit encore tout fumant ; bientôt après elle vit arriver tous les
accidents que j'avois prévus, son
malheureux enfant fut trois heures

dans un accablement univerſel, il reſpiroit avec peine, une ſueur froide couloit ſur ſon viſage, quelques heures après, les convulſions attaquerent les extrêmités & devinrent ſi violentes qu'en deux jours il périt ſans que j'eus la conſolation de pouvoir le ſoulager, vu l'entêtement de la nourrice & de ſes commeres qui s'oppoſerent toujours à l'adminiſtration des remedes que je propoſai.

Non-ſeulement la pauvreté des nourrices les oblige à donner à leur nourriſſons un lait échauffé & les empêche de les ſoigner avec aſſiduité, mais encore elle les met dans l'impoſſibilité de les ſevrer avec méthode & d'une maniere avantageuſe; n'ayant pas le plus ſouvent du pain pour leurs maris & leurs propres enfants, comment pourra-t-on ſe flatter qu'elles fourniront des aliments proportionnés à la délicateſſe des organes des nourriſſons; elles ne leur donneront en les ſevrant qu'un pain ſec & enfumé, des truffes, des châtaignes & d'autres aliments

ments indigeſtes qui les farciront
d'obſtructions & leur occaſionneront une foule de maladies, comme deſſéchement, maraſme, hydro-
piſie, &c. mais n'inſiſtons pas davantage ſur ce ſujet, quelque important
qu'il ſoit, puiſque nous avons encore tant d'autres chefs d'accuſation
à développer.

De tous les vices des nourrices,
la pareſſe eſt peut-être la plus
funeſte aux enfants ; n'étant point
aiguillonnées par l'inſtinct maternel,
& n'ayant conſulté qu'un vil intérêt ; fera-t-on ſurpris, ſi elles
n'accordent à leurs nourriſſons
que les ſoins qu'elles ne peuvent leur refuſer ſans les voir périr
dans le moment ? fera-t-on ſurpris
s'ils ſont toujours dans leur plan,
les derniers objets dont elles doivent
s'occuper ? Elles ne rougiſſent pas
de les laiſſer croupir dans l'ordure
des journées entieres ; elles laiſſent
écouler des ſemaines ſans changer
une partie de leurs vêtements ; cependant tous les Médecins prêchent
ſans ceſſe qu'il eſt de la derniere

importance pour tous les âges de
fe garantir de la mal-propreté : négliger ce précepte, c'eſt s'expoſer à
une foule de maladies ; laiſſez-
vous un enfant enſeveli dans ſes
excréments, la chaleur de ſon corps
en accélérera la putréfaction ; les
parties les plus ſubtiles & les plus
âcres étant repompées par les pores
de la peau, feront fermenter les
humeurs qui circulent dans les vaiſſeaux & occaſionneront des fievres
de très-mauvais caractere ; ſi par
bonheur pour le nourriſſon ces corpuſcules vénéneux ſont évacués par
les différents couloirs, le marc des
excréments en irritant ſa peau délicate, l'enflammera, cauſera des
excoriations, qui, en affoibliſſant ſon
organiſation, la diſpoſera à pluſieurs
maladies cutanées qui tourmenteront
ce miſérable enfant pendant toute
ſa vie.

Combien de fois n'avons-nous
pas été témoins de tous ces maux?
combien d'enfants n'avons-nous pas
trouvés abandonnés, délaiſſés, &
ſans aucun ſecours ; ils étoient cou-

chés dans des berceaux posés sur des terreins humides, dans des rès de chauffées; en les débarraffant de leurs liens, nous les avons vu couverts d'excréments qui annonçoient affez leur long féjour par des exhalaifons empeftées; la peau de ces malheureux étoit toute enflammée; ils étoient couverts d'ulceres fordides.

A notre arrivée ils auroient percé le cœur le plus féroce par leurs gémiffements; jugez de leurs tourments par le prompt foulagement qu'ils reffentoient lorfqu'ils étoient libres & déliés; cependant plufieurs caufes devoient encore les engager à fe plaindre : ils étoient tout écorchés; en effet, fi on les touchóit un peu rudement, ils jettoient des cris perçants. Toutes les nourrices, il eft vrai, ne pouffent pas la négligence jufques à ce point criant; cependant nous pouvons affurer qu'il y en a très-peu qui foient affez vigilantes pour conferver leurs enfants dans un état de propreté affez recherché, pour leur éviter entiére-

N 2

ment les maladies qui les menacent ;
très-peu font affez aifées ou affez
actives pour laver fouvent les langes, les drapeaux, les couchettes ;
la plupart le font rarement, les
defféchent mal, ne renouvellent jamais les petits matelas : par toutes
ces négligences,les enfants font perpétuellement environnés d'une athmo-
fphere furchargée de matieres pu-
trides ; cet air altere leurs poumons, leur caufe des engorgements
qui font accompagnés de toux violentes avec affoupiffement ; leur vifage eft violet ; ils font fuffoqués
par la violence de la toux ; mais
les maux que la mal-propreté, le
mal-être occafionnent ne fe bornent
pas à ces accidents ; les cris que les
douleurs leur arrachent continuellement donnent lieu à des defcentes,
à des hernies de toute efpece ; ceux
qui ont un peu étudié les enfants,
font juftement frappés de la multitude de herniaires que l'on ramene
chaque jour de le campagne ; j'ai
peu connu de familles nombreufes
dans lefquelles un ou deux enfants

n'aient apportés cette incommodité de nourrice ; cependant elle eſt plus grave que l'on ne le croit ; pluſieurs en meurent dans leur enfance, d'autres ſont tourmentés toute leur vie par des douleurs plus ou moins vives, qui ſont quelquefois ſuivies d'étranglements des inteſtins, de la gangrene & de la mort.

Oui, je ferois un gros livre, ſi je voulois expoſer en détail tous les accidents que j'ai vu arriver aux enfants par la négligence de leurs nourrices ; c'eſt ce vice qui les oblige de les coucher avec elles pour ne pas avoir la peine de ſe lever la nuit : qu'arrive-t-il, ſur-tout quand elles les mettent entre elles & leurs maris ? par les mouvements involontaires qu'elles font en dormant, elles ſe preſſent contre l'enfant, qui étant comprimé entre elles & leurs maris, ou couvert par leur corps, eſt ou étouffé ou dangereuſement bleſſé. Ne croyez pas que ces accidents ſoient rares ; ſans citer ce que j'ai vu ou entendu dire par des perſonnes dignes de foi, écoutez le fa-

vant Raulin qui a fait d'excellen-
tes obfervations fur tout ce qui regarde les enfants ; il vous appren-
dra qu'un Médecin s'eft affuré que
fur une petite paroiffe de fon voifi-
nage, fix enfants avoient été étouffés
dans l'efpace d'un an dans le lit de
leurs nourrices qui les avoient cou-
chés avec elles , dans le deffein de
s'épargner la peine de fe lever la
nuit pour leur donner les foins
néceffaires.

Tous les jours nous apprenons
que nos nourriffons meurent prefque fubitement ; on les a vu la veille, ou on en a eu des nouvelles : fou-
pçonnez dans tous ces cas une mort
violente caufée par la négligence
des nourrices.

Celles qui ne couchent pas leurs
enfants avec elles , mettent leurs berceaux fur leur lit ou à côté fur des
mauvaifes tables, fouvent elles les
laiffent là pendant le jour ; qui ne
voit que cette méthode eft très-dan-
gereufe ? elle peut donner lieu à
plufieurs accidents ; la nourrice mal
éveillée peut les renverfer en tâton-

nant ; les autres enfants pendant le jour peuvent les faire tomber en les berçant ; dans ces chûtes les malheureux se blessent ou éprouvent des émotions très-pernicieuses.

Nous ne saurions trop le répéter, les enfants ressentent les funestes effets de tous les vices de leurs nourrices ; celles qui sont abandonnées à la luxure leur causent souvent une mort prompte ; qu'elles les allaitent immédiatement après avoir assouvi leurs passions , au lieu de leur faire sucer un lait doux & salubre, elles ne leur fournissent qu'un suc exalté , échauffé, qui non-seulement trouble leurs humeurs, mais encore leur cause des accidents fâcheux ; on a vu des enfants périr par les convulsions les plus effrayantes, pour avoir tetté leurs nourrices après la copulation ; d'ailleurs les pensées luxurieuses, les attouchements, la masturbation occasionnent des mouvements brusques dans les humeurs des nourrices, les exaltent & leur donnent une acrimonie très - dangereuse pour leurs nourriſſons : cependant quelque impétueuſe que ſoit la luxure, quelques révolutions qu'elle occaſionne à la mere & à l'enfant, elle eſt infiniment moins dangereuſe que la colere.

Les femmes de la campagne ſe livrent ſans ménagement à tous les mouvements naturels ; n'ayant reçu aucune éducation, elles ignorent les motifs qui pourroient s'oppoſer à l'impétuoſité de leurs paſſions ; leur condition eſt d'autant plus à plaindre, qu'ayant été jetées comme les femmes opulentes hors des barrieres circonſtrictes par la nature, elles éprouvent tous les maux qu'entraînent les rapports ſocials, ſans pouvoir connoître les puiſſants remedes que ces mêmes rapports ont fait imaginer ; auſſi ne doit-on pas être ſurpris ſi celles qui ſont nées avec des tempéraments extrêmes ſont malheureuſes toute leur vie, & rendent tels tous ceux qui les environnent ; une nourrice emportée, par exemple, fera infailliblement ſupporter ſon humeur à ſon nourriſſon ;

en effet, on en voit chaque jour qui fatiguées des cris des enfants souffrants, font affez barbares pour les battre avec acharnement ; à la moindre occafion elles les brufquent, les rebutent : on en voit même qui pouffent la barbarie jufqu'à bleffer dangereufement ces malheureufes victimes de leur fureur. Mere tendre ! qui efpérez que celui que vous avez mis au jour fera votre confolation, votre foutien, votre défenfeur dans votre vieilleffe, tremblez de le confier à ces nourrices fujettes à la colere ; fi elles ne font pas périr cruellement votre enfant, elles lui communiqueront certainement le poifon deftructeur qui leur aliene fi fouvent l'efprit ; ce fera, n'en doutez pas, un homme vif, bouillant, colere, emporté ; jamais ni fa vie ni fon honneur, ne feront un feul jour en fûreté ; il fera éternellement expofé aux pourfuites de la Juftice pour les cruautés que fon emportement lui fera exercer fur tous ceux qui auront quelque relation avec lui ; vous-même, malgré votre sacré caractere de mere, vous ferez cent fois la victime de fa colere : voilà les malheurs qui vous menacent ; apprenez donc à connoître le caractere & le tempérament de celles à qui vous voulez confier votre enfant ; fi cet Effai vous intéreffe par les vérités qu'il contient, je pourrois vous communiquer dans une autre Differtation les moyens de diftinguer par l'infpection le tempérament des nourrices, leurs bonnes & leurs mauvaifes qualités.

Si nous parcourons par ordre les vices auxquels les foibles mortels font fujets, la méprifable gourmandife fe préfente à notre efprit ; les campagnards connoiffant peu les plaifirs délicats, font réduits par leurs conditions aux plus groffiers ; leurs ames ont les mêmes defirs que celles des opulents, mais les objets qu'elles convoitent ne font ni ne peuvent être les mêmes ; les fenfations agréables que procure l'organe du goût font de tout âge, de tout état, & de toutes les conditions ; mais nous remarquons qu dans l'ordre social, moins les hommes exercent leurs facultés intellectuelles, plus ils font esclaves de l'aveugle sens dont nous parlons; les habitants de la campagne, dont les idées font auffi peu multipliées que les objets qu'ils defirent, n'ont que des étincelles de génie & d'intelligence; leur vie eft le plus fouvent auffi automatique que celle des animaux; cependant leur ame a fans ceffe befoin d'être affectée par de nouvelles impreffions; dès qu'ils ceffent de travailler à leurs terres, ils paffent les reftes de leur temps à boire & à manger; peu à peu l'habitude diminue le plaifir que l'ufage modéré des aliments leur procuroit; à mefure que leurs fenfations s'affoibliffent, ils s'efforcent de les ramener à leur premiere vigueur en augmentant la quantité des caufes de l'impreffion, c'eft-à-dire des boiffons & des aliments: voilà pourquoi prefque tous les campagnards font fujets au vin; voilà pourquoi ils ne reconnoiffent d'autres plaifirs que la table & l'i-

vreſſe ; leurs organes ſe plient aiſément à cette tenſion que leur procurent les liqueurs fermentées ; dès
qu'elle ceſſe, ils ſentent bientôt un
ennui, un mal-être qui les forcent
preſque malgré eux à recourir au
vin, qui ſeul peut rétablir l'érétiſme
ou cette tenſion auxquels ils ſe
ſont habitués ; les femmes de la
campagne ſont ſoumiſes aux mêmes cauſes, aux mêmes habitudes
que les hommes ; elles aiment comme eux le vin & tous les mets
âcres, durs, difficiles à digérer ; leurs
organes groſſiers veulent être excités par des vins auſteres & des aliments acrimonieux : ce régime, ces
habitudes, ne ſont pas abſolument
auſſi nuiſibles à leur ſanté qu'ils le
ſeroient aux habitants eſſéminés des
grandes villes ; mais comme elles
commettent ſouvent des excès dans
l'uſage du vin & des autres aliments, non-ſeulement elles en ſont
incommodées, mais encore celles
qui nourriſſent, cauſent des maladies mortelles à leurs enfants. Pour
s'en convaincre, on doit ſavoir

que nous purgeons très-efficacement un nourriſſon en faiſant prendre une Médecine à ſa mere ; tous les médicaments qui affectent la nourrice influent également ſur le nourriſſon : or le vin pris avec excès, les aliments âcres ſont regardés par tous les Médecins comme des médicaments ; en conſéquence on peut aſſurer que ſi une nourrice mange avec excès de certains aliments, ſi elle boit beaucoup de vin, ſon nourriſſon ſera expoſé aux plus grands maux ; ſuppoſez même qu'elle n'en ſoit pas elle-même incommodée. Nous avons vu périr pluſieurs enfants qui avoient été allaités par des nourrices priſes de vin ; nous avons vu ſurvenir des coliques à d'autres, parce que leurs nourrices avoient mangé des raves, des raiforts, dés fruits aigres, âpres, &c. ces défauts de régime enlevent chaque année des milliers d'enfants ; c'eſt une des cauſes principales de la Dépopulation ; mais le mal s'étend encore plus loin, l'ivrognerie des nourrices ſe communique aux nourriſſons : nous n'ignorons pas que M. Broufet, dans son excellent Traité de l'éducation médecinale des enfants, affure que cette ancienne obfervation n'eft pas bien conftatée, qu'il a lui-même été nourri par une femme très-fujette au vin fans en avoir éprouvé aucun mal, & fans être enclin à la crapule ; malgré cette refpectable autorité, nous pouvons avancer hardiment que la paffion pour le vin fe communique aux enfants ; nous en avons obfervé plufieurs, qui ayant été nourris par des femmes fujettes à s'enivrer, aimoient le vin avec excès, en bûvoient avec fenfualité, & ont réellement été des ivrognes très-décidés. Ces obfervations n'infirment point celles de Mr. Broufet ; tous les vrais Médecins favent que mille accidents fouvent indéterminables, peuvent faire varier l'influence de telle caufe donnée fur le corps humain.

Nous ne devons pas avancer comme un chef d'accufation les grands mouvements de l'ame, c'eft-à-dire, la peur, la crainte, le chagrin ;

il eſt vrai qu'ils entraînent à leur
ſuite de grands maux, qu'ils troublent les humeurs, alterent le lait
des nourrices & procurent aux enfants les convulſions, les tranchées,
des ardeurs, des fievres, des anxiétés, &c. mais les femmes de la campagne ſont excuſables, leur ſituation
les expoſe ſouvent à la triſteſſe, à la
crainte; elles ſont ſi ſouvent affli-
gées par les fléaux de toute eſpece,
par les grêles, les mauvaiſes récol-
tes, les corvées, la milice, les
tailles, qu'elles ont bien de la peine à ſe garantir des affreux effets du
déſeſpoir.

Sans donc chercher à aggraver
leurs maux en leur faiſant des repro-
ches injuſtes, paſſons à d'autres objets:
vous croirez peut-être que je me jette
aveuglement dans le paradoxe, en
avançant que les nourrices ſaines &
ſans vices ne ſont pas moins nuiſibles
à leurs enfants, que celles dont nous
avons parlé juſqu'à préſent; mais
pour vous déſabuſer, apprenez que
leur ignorance & leurs préjugés ſont
extrêmes ſur tous les ſoins qu'exi-

gent la premiere éducation physique; pour vous en convaincre, parcourons quelques-uns des principaux.

Quant à la maniere de vêtir les enfants nouveaux nés, la raison ordonne qu'ils ne soient pas trop gênés ; leurs langes, leurs drapeaux, leurs bandes, ne doivent servir qu'à les préserver du froid & à faciliter les nourrices pour les remuer sans danger ; mais suivent-elles ce précepte important ? vous en allez juger.

Dès qu'elles ont emporté leurs nourrissons, la premiere opération qu'elles font, c'est de les deshabiller ; elles choisissent dans leur trousseau les nipes qui peuvent convenir à leurs propres enfants ; elles ne laissent à l'étranger que ce qu'il y a de plus mauvais : cette précaution une fois prise, elles l'étendent sur une planche ou sur des matelas de paille, lui mettent une petite chemise ou un linge grossier qui fait mille plis, par-dessus elles appliquent les langes, leur collent les bras contre la poitrine, passent une

large bande fous les aiffelles , arrêtent les bras par une forte compref-
fion , continuent les circonvolutions
jufqu'aux hanches , toujours en fer-
rant de plus en plus , replient les
linges & les langes entre les cuiffes ,
enferment tous ces paquets par la
bande circulaire , la conduifent jufqu'aux pieds ; après ce bel ouvrage elles couvrent la tête d'un be-
guin , paffent un mouchoir par deffus , qui fe rabattant fur les épaules , eft arrêté par des épingles ; voilà ce qu'elles appellent emmaillotter
un enfant.

Il eft bien évident que cette funefte marotte eft due à la pareffe
de celles qui l'ont imaginée ; par
ce moyen l'enfant étant fans mouvement , peut fe tranfporter fans
précaution ; mais a-t-on confulté
fon véritable intérêt ? pour en juger,
examinons ce qu'il doit fouffrir dans
cette attitude : 1°. j'ai remarqué que
les linges que l'on met immédiatement fur fa peau forment nécef-
fairement plufieurs plis , plufieurs
fronçures ; que fouvent ils font

grossiers ; par-dessus on en met d'autres qui ont les mêmes inconvénients ; l'action de la ligature circulaire presse ces plis tranchants contre la peau délicate de l'enfant ; ce sont autant de coins qui l'irritent sans cesse : voulez-vous vous en convaincre ? examinez un enfant immédiatement après qu'il a été délangé, vous trouverez son corps tout sillonné, rouge, meurtri. 2°. Les paquets de linge que l'on replie entre les cuisses & les jambes, ayant les mêmes inconvénients, empêchent encore l'urine & les excréments de s'éloigner de son corps, les foulent contre les pores de la peau qui repompent les parties les plus subtiles, & dont les plus grossieres en s'échauffant, rongent la peau, l'excorient, l'enflamment, &c.

3°. Les nourrices persuadées que les bandes fixent le corps de l'enfant, l'empêchent de se luxer l'épine, les serrent avec une force extraordinaire ; elles ont même des raisons politiques pour suivre cette méthode ; par ce moyen la graisse

refoulée vers le menton les fait pa-
roître plus gras ; elles feroient fâ-
chées qu'on ne vît pas un bourlet
au-deſſus de la bavette ; mais pour
vous faire ſentir les funeſtes effets
de cette marotte , apprenez que
tous les animaux aiment à jouir de
la liberté de leurs membres ; voyez
ces petits lapereaux dans leur nid ,
ils ſont dans un mouvement perpétuel , par-là ils s'exercent à plier
leurs membres , détruiſent la ba-
ve qui abreuve les articulations ,
facilitent le cours des humeurs , les
atténuent , aident la tranſpiration ;
voulez-vous les gêner , comme je
l'ai ſouvent fait , par des enveloppes & des liens ? vous les verrez tous périr , quoiqu'ils tettent
comme ceux qui ont leur liberté.
L'enfant n'a pas moins beſoin du
mouvement que les animaux ; relâ-
chez un peu ſes ligatures , il fera
tous ſes efforts , pour ſortir ſes petits bras hors des entraves qui les
arrêtent ; peu à peu en remuant
continuellement les jambes , il
ſe débarraſſera de tous les chiffons

qui le gênent. Mais pour former une idée de ce que souffre un enfant lorsqu'il est ainsi garrotté, demeurez seulement une demi-heure dans une semblable attitude, vous éprouverez un mal-être inconcevable ; en effet, l'enfant étant presque toujours couché sur le dos, la face tournée contre le Ciel, ses reins s'échauffent, sa peau s'enflamme, ses bras s'engourdissent, les humeurs croupissent dans la poitrine, dans le bas-ventre ; de-là ces étouffements, ces bouffées de chaleur, ces oppressions, ces coliques, ces abattements, ces convulsions qui donnent la mort à un si grand nombre d'enfants.

4°. Toutes les parties solides des nouveaux nés sont molles & flexibles, sa tête se comprime aisément, les côtes cedent aux moindres efforts, les os des bras, des cuisses & des jambes se plient avec facilité ; malgré ces observations, on ose emmaillotter les enfants, les serrer par des ligatures ; mais qu'arrive-t-il après ces meurtrieres méthodes ? les bras collés contre les côtes, les

compriment en dedans, ces os qui
devoient s'arrondir en dehors, offrent une furface concave ; ceux du
bras affectent la même figure ; les
côtes réfoulées vers l'intérieur de
la poitrine, gênent les poumons &
les organes de la circulation ; par-
là la refpiration devient difficile,
les vifceres de la poitrine s'engor-
gent, l'enfant eft fujet à des toux
opiniâtres, à des étouffements, à
des fanglots ; fes infpirations & fes
expirations font courtes & précipi-
tées ; plufieurs périffent dès la premiere année, d'autres font afthmati-
ques dès leur enfance, meurent
jeunes ou menent une vie languif-
fante & malheureufe. En compri-
mant le bas-ventre des enfants,
autres inconvénients, l'eftomac pref-
fé avec force par ce bandage ne
peut recevoir qu'une petite quantité de lait ; cependant l'enfant obéit
à fon appétit, il tette avec précipitation ; la maffe laiteufe étant
gênée occafionne des points d'irritation qui font contracter ce vifce-
re & caufent le vomiffement, ap-

pellé caillotage ; bientôt l'enfant s'en fait une habitude, par-là cet organe s'affoiblit ; car rien ne détruit plus nos visceres que les mouvements convulsifs ; le bas-ventre foulé par le bandage, laisse passer difficilement les aliments, la seconde digestion est imparfaite ; de-là l'origine des vents clos & bridés qui causent de si violentes tranchées aux enfants ; de-là l'origine des empâtements du bas-ventre, des obstructions qui sont suivies par le marasme, le desséchement & la mort.

Nous n'insisterons pas davantage sur cet important objet ; les bornes que nous avons fixées à cet Essai, ne nous le permettent pas ; nous ajouterons seulement que nous n'avons fait mention que d'une partie des maux qu'entraîne l'emmaillottement. Nous aurions pu démontrer que si nous voyons tant d'enfants bossus, contrefaits, cagneux, &c. on ne doit le plus souvent en reconnoître d'autre cause que les bandages du maillot.

L'on nous objectera peut-être que
fi les maux que nous avons rapportés étoient une fuite néceffaire de cette marotte, prefque tous les enfants
en feroient affligés ; que cependant
l'on en voit plufieurs qui les ont
évités. Nous répondrons, 1°. que,
heureufement, plufieurs nourrices ne
portent pas cet abus à l'excès ; que
dans la belle faifon, elles tiennent
fouvent leurs nourriffons prefque
nuds ; 2°. que lorfque les autres
les délangent , la nature pro-
fite de ce moment de relâche pour
détruire les mauvais effets des pref-
fions extérieures ; alors les vifceres
internes agiffent contre les côtes ,
&c. 3°. que j'ai examiné une foule d'enfants nouvellement arrivés
de nourrice & que j'en ai peu vu
qui euffent la poitrine bien confor-
mée ; 4°. qu'il eft propable qu'après
le fevrage, la nature fauve les plus
robuftes, en détruifant à la longue
les mauvaifes impreffions du maillot ; 5°. que tous les jours on me
préfente des enfants qui ont les côtes foulées ? en dedans qu'ils font

tous maigres, jaunes, plombés, remplis d'obſtructions ; ils ont la poitrine endommagée, reſpirent avec peine & précipitation, preſque tous périſſent la premiere année de leur arrivée à la ville ; 6°. que, comme nous le prouverons, plus de la moitié des enfants périſſent chez les nourrices ; qu'une partie de ceux qui reviennent à la ville meurent avant la fin de la premiere année & que le maillot eſt une des cauſes principales de cette dépopulation ; 7°. que j'ai obſervé que les enfants qui avoient été peu ſerrés ou qui avoient été abandonnés pendant leur nourriſſage à toutes leurs libertés, étoient forts & vigoureux, marchoient de bonne heure, &c.

Dès que l'enfant eſt ſevré, on le fait paſſer d'une priſon dans une autre. On le gliſſe dans un fourreau dur appellé corps de baleine ; ces machines ſont ſouvent mal-faites, peu proportionnées à la taille des enfants, on ne les renouvelle point à proportion de leur accroiſſement ; auſſi le plus ſouvent elles gênent les enfants,

compriment

compriment la poitrine, le ventre
& donnent lieu aux mêmes accidents
que le maillot ; la négligence des
nourrices & des fevreufes a feule
fait imaginer les corps baleinés :
on ne peut pas toujours avoir l'œil
fur un enfant qui commence à
marcher ou qui le fait avec facilité ; il fera cent fois expofé à fe
bleffer, fi on ne lui garantit pas
le corps par des cuiraffes artificielles.
Des Auteurs refpectables, entr'autres, Mr. Broufet, prennent la défen-
fe des corps baleinés ; ils prétendent
que c'eft imiter la nature que de
comprimer les différentes parties du
corps, qu'elle a établie des brides
dans toutes les jointures, comme aux
poignets, aux pieds, &c. que les
vifceres du bas-ventre ont befoin
d'être foutenus extérieurement pour
l'agilité de l'individu ; n'eft-on pas
plus forts, difent-ils, lorfqu'u-
ne large ceinture comprime légérement les inteftins ? Toutes ces raifons,
& plufieurs autres que l'on pourroit alléguer, ont fait triompher les
prôneurs des corps baleinés ; mais

fans prétendre les infirmer abfolument , faifons quelques remarques
qui infpireront peut-être quelque
méfiance fur cette méthode.

1°. Pour que les corps baleinés
ne nuifent pas à l'enfant, il faut qu'ils
foient faits exactement fur fa taille ;
qu'ils ne foient ni trop grands ni
trop petits ; que les coupes foient
précifément faites fur la conformation de l'enfant , qu'ils foient fouvent
renouvellés, vu fon accroiffement précipité : or peut-on efpérer toutes ces
attentions des Tailleurs ordinaires ?
Les meres ne s'oppoferont-elles pas à
leurs vues fi elles font juftes ? Nous
pourrions peut-être prononcer en faveur des corps, fi tous les Artiftes qui
les fabriquent avoient autant d'intelligence que Mr. Reiffer , qui vient
de donner des excellents avis fur
cet important objet ; mais en fup-
pofant à tous les Tailleurs autant
de fagacité, il faudroit encore in-
ftruire les meres qui s'oppofent prefque toujours à leurs préceptes.

2°. J'obferve que le plus fouvent
on envoie aux nourrices des corps

achetés au hazard, sans s'embarraf-
fer s'ils feront proportionnés à la
taille des enfants.

3°. Ces corps en les gênant pour
la flexion de l'épine du dos, bien-
loin de leur être utiles pour les garantir des chûtes, les mettent dans
l'impoffibilité d'exécuter ces mouvements automatiques que chaque
animal eft forcé de faire pour éviter de tomber.

4°. Ces corps en gênant les aiffelles, s'ils font trop longs, feront
remonter les épaules & rendront
les enfants boffus:

5°. Lorfqu'un enfant fe laiffe tomber, il ne faut pas croire qu'il fe bleffe
le ventre ou la poitrine, qui feuls font
garantis par les corps, c'eft la tête qui
eft toujours menacée; d'ailleurs lorfqu'il ne tombe que de fa hauteur &
qu'il n'eft point gêné par un corps, il
la garantit très-fouvent, en avançant
machinalement les mains fur lefquelles il fe repofe en tombant.

Rien n'eft plus important pour
la confervation des enfants qu'une
nourriture bien dirigée; or les nour-

rices péchent presque toutes par ignorance ou par préjugés sur la
maniere dont elles nourriffent les
enfants. Plufieurs d'entr'elles, per-
fuadées que le bon lait ne fait jamais mal, font tetter leurs nourriffons dans tous les moments du
jour; cependant les Médecins conviennent que dans tous les temps de
la vie ou doit mettre un intervalle re-
glé entre les repas ; qu'en chargeant
l'eftomac de nouveaux aliments,
lorfqu'il eft encore occupé à digérer les anciens, la digeftion fe
fait imparfaitement ; qu'il n'en
réfulte qu'un chyle crud & de mauvais caractere : or les enfants font
encore plus expofés que les adultes
aux maladies que cotte faute entraîne ; leurs organes digeftifs font
foibles & délicats ; fi on les fait
tetter avant que le premier lait foit
digéré, le nouveau caillet qui fe
forme, empêche la digeftion de
l'ancien ; de-là proviennent des
vents ; des flatuofités qui donnent
lieu aux tranchées ; ce lait mal
tranfmuté aigrit, caufe des con-

vulfions, des empâtements, des obftructions, le marafme, &c.

On ne pourroit nombrer les enfants qui font morts par cette imprudence des nourrices ; ceux qui
échappent à la mort, doivent leur
falut à une conftitution vigoureufe,
qui eft cependant bien affoiblie par
cette meurtriere méthode de les
nourrir ; malheureufement cet abus
eft confacré dans nos campagnes ;
nous avons rarement vu échapper
les enfants des nourrices qui, ayant
embraffées ce fyftême, avoient beaucoup de lait à leur donner : ceux
qui évitent le trépas ont des nourrices délicates, qui ne peuvent que
leur fournir un lait léger & peu
abondant. Un autre inconvénient
qui émane de la maxime de les gor-
ger de lait à chaque inftant, c'eft
qu'ils deviennent gloutons , gros
mangeurs, gourmands, ce qui dans
la fuite les met fouvent fous la
dure férule des Médecins.

Les enfants font fujets à mille
maux ; les nourrices qui ne favent
pas diftinguer lorfqu'ils crient par

beſoin ou par la douleur, les ap-
paiſent en les faiſant tetter ; mais
que ce calme eſt trompeur ! un enfant ſouffre par maladie, vous lui
donnez du lait ; la nature occupée
à détruire la cauſe de ſes douleurs,
néglige la digeſtion, le lait s'aigrit
dans l'eſtomac, cauſe des convulſions qui tuent bientôt le malheureux, qui auroit échappé à la mort,
ſi ſa nourrice, au lieu de le faire
tetter, avoit pris patience ou avoit
recherché la cauſe de ſon mal, pour
y porter les vrais remedes.

Un autre objet auſſi funeſte, quant
à la nourriture des enfants, eſt pré-
ſenté par cette multitude de nourrices, qui dès les premiers mois, ac-
coutument les enfants à prendre
d'autres aliments que le lait ; elles
ont pluſieurs raiſons pour ſui-
vre cette maxime : ſouvent elles ſont
obligées de quitter leurs villages ;
dans ces temps on peut nourrir les enfants avec de la bouillie, du gros
pain mâché, des châtaignes bouillies, &c. on les confie à des petites filles, qui pour s'éviter la peine

de les bercer lorsquils crient, leur
farciffent l'eftomac de foupe pour
les endormir. Cette marotte eft
une des plus meurtrieres; le lait
ne s'accorde jamais avec les autres
aliments ; prefque tous le font ai-
grir, autant il eft proportionné aux
organes délicats des enfants, autant
les aliments des payfans leur répug-
nent ; à plus forte raifon, lorfqu'ils
font confondus dans l'eftomac.
J'ai fuivi avec un foin extrême les
enfants qui étoient ainfi nourris, &
j'ai vu avec un chagrin bien vif
qu'ils périffoient prefque tous avant
le neuvieme mois ; dès les premiers
effais ils étoient tourmentés par des
vents , des coliques, ils ne pouvoient dormir, la fievre ne les aban-
donnoit prefque pas ; bientôt le
ventre fe bourfouffloit, furvenoient
l'empâtement , les obftructions, la
maigreur & la mort.

Il n'eft pas rare de voir des
nourrices faire boire du vin pur à
leurs nourriffons, elles difent qu'il
leur fait du bien, qu'il tue les vers,
&c. dès qu'elles font entichées de

cette idée, elles prodiguent le vin; ce qui les trompe, c'eſt qu'il procure un calme momentané; mais que ce calme eſt trompeur! en peu de jours les malheureux ſont plongés dans un aſſoupiſſement ſingulier & meurent preſque tous apoplectiques. J'ai trop ſouvent obſervé ces accidents, pour ne pas gémir ſur la négligence des parents qui abandonnent leurs enfants à l'ignorance la plus groſſiere & aux préjugés les plus puériles.

En parcourant mes obſervations, je vois en gémiſſant, qu'il n'y a aucun précepte ſalutaire pour la conſervation des enfants, qui ne ſoit oublié par les nourrices, aucun préjugé funeſte qui ne ſoit adopté; elles ignorent abſolument les moyens de procurer un doux ſommeil à leurs nourriſſons; le berceau qui, en ſuivant les vues de ſon inventeur, peut être très-utile, devient une cauſe de mort entre les mains de ces ignares campagnardes; elles remuent bruſquement cette machine ou la confie à des enfants qui ſe plaiſent

à lui donner les plus violentes fe-
couffes ; de-là proviennent les étour-
diffements, le délire, &c. Parlerai-je
de la funefte méthode de délanger
les enfants immédiatement après
qu'ils ont tettés & de les relanger ?
Ferai-je voir que les douleurs que
ces deux opérations leur caufent,
troublent leur digeftion ? Parlerai-
je encore de ces nourrices impru-
dentes qui, par leurs cris, leurs
exclamations, leurs grimaces, ef-
fraient leurs enfants & leur caufent fouvent la mort, par le trouble qu'elles leur occafionnent ? Non,
tous ces objets & mille autres, que
j'omet à deffein, m'entraîneroient
bien au-delà des bornes que je me
fuis prefcrites. Je crois d'ailleurs
avoir affez fait entrevoir que les enfants font expofés chez les nourrices
mercénaires à une foule de maux.
On peut donc en conclure que le
plus grand nombre doivent périr
fous leur direction ou du moins
perdre une grande partie de leur
conftitution naturelle ; cette conclufion paroîtroit encore plus forte.

O 5

si je parcourois toutes les autres causes de destruction qui les menacent ; si je faisois voir que les nourrices ignorent l'art de sevrer les enfants ; que les aliments qu'elles fournissent à cette époque sont contraires à leurs tempéraments ; qu'après le sevrage, leurs négligences les exposent à mille accidents, comme aux brûlures, aux luxations, aux fractures ; que sur cent enfants qu'elles ramenent, il y en a le tiers qui ont éprouvés quelques malheurs ; mais pour trancher la difficulté & pour faire trembler les Magistrats & les parents, armons-nous des résultats fournis par un homme de génie, qui s'occupe depuis long-temps de cet important objet ; faisons encore une fois parler Mr. Raulin ; il confirmera que le plus grand nombre des enfants périt par la faute des nourrices. Harris, dit-il, nous apprend qu'un Théologien, Recteur d'une Paroisse fort étendue & fort peuplée, à douze milles de Londres, située en très-bon air avoit assuré avec douleur que cette Paroisse, lorsqu'il en fut fait Pasteur, étoit remplie d'enfants en nourrice, & que dans l'espace d'une année, il les avoit tous enterrés, à l'exception de deux & de son fils unique dont Harris avoit pris soin : il ajoute qu'un pareil nombre d'enfants avoient remplis la place des autres à deux diverses fois, & avoient eu le même fort, il attribuoit ce désastre à la faute des nourrices, qui, plus attachées à leur intérêt qu'à leur devoir, avoient prématuré la mort de ces enfants par le peu de soins qu'elles en avoient pris.

Cette observation a été plusieurs fois vérifiée en France par des Médecins sans prévention ; l'on verra plus bas ce que j'ai observé : je dirai seulement qu'ayant lu ce passage dans Harris, il y a cinq ans, je consultai un Médecin Anglois, pour m'assurer si les brigandages des nourrices des enfants de Londres étoient aussi criants que ceux de celles qui avoisinent la ville de Lyon ; en résumant tout ce qu'il me dit à ce fujet, je conclus que nous avons peut-être plus d'abus à réformer que les Anglois. Mais venons aux réfultats fournis par Mr. Raulin : en Ruffie, dit-il, on n'éleve pas plus d'un tiers des enfants du peuple ; il en meurt moins dans les maifons des riches. Il en eft de même à-peu-près dans le Dane-marck. Selon un calcul que l'on fit en Hollande, il y a environ tren-te ans, de vingt-huit mille enfants, il en mouroit cinq mille cinq cents dans la premiere année de leur âge : des gens refpectables de cette Ré-publique, avouent que le calcul n'é-toit pas jufte, en ce qu'il dimi-nuoit trop le nombre des morts : on doit cependant obferver que le calcul ne s'étend que fur la premie-re année, & qu'il en meurt pour le moins autant dans les deux fuivan-tes. Il paroît par les recherches que l'on a faites en dernier lieu dans une des plus grandes villes de cete République, que fur cent foi-xinte-trois il en meurt pour le moins quatre-vingt-dix-fept. A

Lyon, de cent enfants trouvés que l’on donne à des nourrices de la campagne, elles en ramenent à-peu-près trente-six à l’âge de sept ans. A Montpellier il en meurt soixante sur cent ; & à Grenoble un quart sur un pareil nombre. A Perpignan, de cent enfants légitimes il en meurt soixante & un. A ces résultats qui, s’ils ne sont pas exacts, ne peuvent qu’être accusés de ne pas porter aussi loin la mortalité qu’elle l’est en effet, qu’il nous soit permis d’ajouter, nos propres observations : dans une Paroisse de la Province de vingt-deux enfants amenés de Lyon par des nourrices, nous en avons vu périr seize en deux ans : frappés de ce désastre nous questionnames le Curé, qui nous avoua que depuis quinze ans il gémissoit des mêmes malheurs ; que tous ses Confreres faisoient les mêmes plaintes. Pendant notre séjour à Lyon nous n’avons jamais laissé échapper aucune occasion de questionner les peres & meres sur le nombre d’enfants qu’ils avoient perdus : en réduisant sur des tables graduées tous les aveux, nous avons trouvé que les Lyonnois, tant Bourgeois qu'Artifans, perdoient environ les deux tiers de leurs enfants fous la direction des nourrices mercénaires. Ces conclufions une fois arrêtées, nous avons voulu nous affurer combien on pourroit fauver d'enfants, en fuivant à-peu-près les préceptes que la raifon & l'expérience ont fait imaginer pour l'éducation phyfique des enfants. En différents temps nous avons fuivis trente-deux nourrices affez fages pour fe plier aux avis qu'on leur donnoit & nous n'avons vu périr entre leurs mains que huit enfants, encore avons-nous aifément trouvé la caufe de leur mort dans les mauvaifes manœuvres qu'on avoit employées pour les traiter dans des maladies naturelles qui ne demandent aucun remede; il eft bon de remarquer pour porter un jugement certain fur ces obfervations, que ces enfants étoient venus au monde fains & vigoureux. D'après tous ces réfultats il eft donc vrai que nous perdons entre les mains des mauvaifes nourrices les deux tiers de nos enfants, tandis qu'il n'en périt que le quart fous la direction des meres ou des nourrices fages, prudentes & éclairées. Ces réfultats, il faut en convenir, font terribles & affligeants; ils offrent en les méditant une des grandes caufes de la Dépopulation; mais ce fléau ne peut-il pas être affoibli par les foins des Magiftrats? c'eft ce que nous allons examiner briévement dans le Chapitre fuivant.

CHAPITRE QUATRIEME.

Moyens de prévenir les maux caufés par les nourrices mercenaires.

NOus avons prouvé jufqu'à préfent que les nourrices font nuifibles aux enfants par leurs vices, leurs erreurs & leurs préjugés; fi donc on veut éviter les maux qu'elles leur caufent, il faut leur donner des mœurs, leur inspirer de la religion, les instruire sur l'art d'élever & de nourrir les enfants, leur faire sentir le ridicule de leurs préjugés. On ne doit pas attendre que nous donnions des avis sur les moyens que l'on pourroit employer pour les corriger de leurs vices & leur inspirer l'amour de la vertu ; c'est aux Pasteurs des campagnes à travailler sans relâche à les corriger de leurs défauts, & à leur faire sentir les maux qu'elles causent en s'y livrant. Restreignons-nous donc à ce qui est directement de notre ressort : en deux mots voici le plan que nous avons conçu pour détruire les abus qui en sont susceptibles ; nous le proposons d'une maniere problêmatique, parce que nous sommes trop convaincus de notre insuffisance, pour affirmer positivement dans une matiere aussi délicate.

1°. Ne feroit-il pas utile d'établir un Bureau qui ne s'occupât que de ce qui peut être utile aux enfants en nourrice ?

2°. Ce Bureau ne devroit-il pas être composé par des Magiſtrats ayant autorité de juger ſans appel tout ce qui a rapport aux litiges entre les parents & les nourrices?

3°. Ce Bureau ne devroit-il pas former des ordonnances de Police, pour arrêter les déſordres qui ſe ſont gliſſés dans le nourriſſage?

4°. Ne devroit-il pas obliger les nourriſſes à ſubir un examen ſur leurs mœurs, leur caractere, leurs tempérament, leur capacité & ſur l'état de leurs affaires?

5°. Ne devroit-il pas établir des peines pour les nourrices qui ſe chargent des enfants n'ayant point de lait ou étant groſſes; pour celles qui les négligent, les nourriſſent mal, les laiſſent brûler, bleſſer par leur négligence?

6°. Ne devroit-il pas engager deux ou trois Médecins à s'occuper uniquement de l'art de conſerver les enfants, de prévenir leurs maladies & de les guérir lorſqu'ils en ſont affligés?

7°. Ces Médecins ne devroient-ils pas compofer, à l'ufage des nourrices, des inftructions familieres qui expofaffent d'une maniere claire & précife les feuls préceptes utiles & qui fiffent fentir le ridicule des mauvaufes méthodes qu'elles fuivent communément?

8°. Les Pafteurs ne devroient-ils pas affembler une fois par femaine toutes les femmes de leurs paroiffes pour leur faire la lecture de ces inftructions & les interroger, afin de s'affurer fi elles en ont bien faifi le fens.

9°. Les Médecins deftinés à s'occuper des enfants, ne devroient-ils pas être membres du Bureau propofé pour examiner les nourrices? &c.

10°. Les juges du Bureau ne devroient-ils pas avoir des regiftres fur lefquels on écriroit les noms des nourrices, leur demeure, le prix arrêté avec les parents; les noms des enfants, un détail de leur tempérament, des maladies qu'ils auroient apporté en naiffant, la condition de leur peres & meres, leurs maladies qui font regardées comme héréditaires ? &c.

11°. Ces Juges ne devroient-ils pas nommer des hommes fages dans chaque village comme les Curés, les Chirurgiens, les Notaires qui feroient invités à rendre compte tous les mois ou plus fouvent, fuivant les circonftances, de l'état des enfants, de leurs maladies, des écarts des nourrices ? &c.

12°. Ne devroit-on pas fixer des marques honorifiques pour les nourrices qui rendroient des enfants fains, vigoureux & bien portants, & des taches ignominieufes pour celles qui par leur faute les rameneroient à leurs parents, malades ou eftropiés ? &c.

13°. Le Bureau ne devroit-il pas donner des atteftations aux bonnes nourrices avec le droit exclufif de porter certains rubans ? Ne devroit-il pas faire publier dans chaque village celles qui fe feroient mal aquittées de leurs fonctions.

14°. Les Médecins des enfants

ne devroient-ils pas vifiter quatre-fois l'année les différents cantons de la Province, pour s'affurer par eux-mêmes de l'état des enfants ? Ne devroient-ils pas dreffer des obfervations exactes & les depofer dans les archives du Bureau, & donner avis aux parents de ce qu'ils auroient vu ?

15°. Ne devroit-on pas obliger les nourrices d'avertir les Chirurgiens de leur village, lorfque les nourriffons feroient malades & inviter ces Chirurgiens d'écrire aux Médecins des enfants pour les confulter dans les cas graves ?

16°. Ne devroit-on pas obliger tous les Chirurgiens des campagnes à fubir des examens pardevant le Bureau fur les maladies des enfants & fur les meilleures méthodes de les traiter ?

17. Dans les Hôpitaux ne devroit-on pas confier aux Médecins propofés les vifites des enfants depuis la naiffance jufqu'à leur puberté ? ne feroit-ce pas le vrai moyen de leur fournir une ample

moisson d'observations, qui deviendroient très-utiles pour tous les citoyens & de diminuer la mortalité des enfants trouvés.

Si tous ces réglements & plusieurs autres que nous omettons étoient observés ; si on engageoit des Médecins, à s'occuper principalement de tout, ce qui intéresse les enfants, tous les abus dont nous nous sommes plaints feroient bientôt abolis ou au moins diminués ; l'on sauveroit chaque année la vie à une multitude d'innocents qui périssent sous la direction des mauvaises nourrices ; la population bien-loin de diminuer, augmenteroit sensiblement ; les familles feroient nombreuses ; l'État auroit des Artisans, des Agriculteurs & des Soldats. Nous devons tout espérer de la sagacité de nos Magistrats : peut-être touchons-nous au moment où un homme de génie ayant déja peut-être senti avant nous l'importance de la réforme que nous avons crayonnée, la proposera à ces ames cheres à la Patrie, qui méditent jour & nuit sur les biens qu'elles peuvent faire & sur les abus qu'elles peuvent réformer pour le bonheur de leurs concitoyens : puisse le Ciel seconder leurs efforts & leur inspirer la noble émulation d'imiter l'exemple du Monarque bienfaisant, que les François aiment & révèrent comme leur pere !

F I N.

TABLE

DES DISSERTATIONS

DU TOME SECOND.

Fin de la Table du Tome ſecond.